Ekta Kumari
Sudhir Kapoor
Amit Singh

GESTION DU SOURIRE GINGIVAL

Ekta Kumari
Sudhir Kapoor
Amit Singh

GESTION DU SOURIRE GINGIVAL

ScienciaScripts

Imprint

Any brand names and product names mentioned in this book are subject to trademark, brand or patent protection and are trademarks or registered trademarks of their respective holders. The use of brand names, product names, common names, trade names, product descriptions etc. even without a particular marking in this work is in no way to be construed to mean that such names may be regarded as unrestricted in respect of trademark and brand protection legislation and could thus be used by anyone.

Cover image: www.ingimage.com

This book is a translation from the original published under ISBN 978-620-5-51019-3.

Publisher:
Sciencia Scripts
is a trademark of
Dodo Books Indian Ocean Ltd. and OmniScriptum S.R.L Publishing group
Str. Armeneasca 28/1, office 1, Chisinau-2012, Republic of Moldova, Europe
Printed at: see last page
ISBN: 978-620-5-24904-8

SOMMAIRE

INTRODUCTION

La dentisterie est sans aucun doute la profession de santé qui s'occupe le plus de l'amélioration du sourire. Le sourire d'un patient peut exprimer un sentiment de joie, de réussite, de sensualité, d'affection, de courtoisie, et faire preuve de confiance et de gentillesse. Le sourire est plus qu'une forme de communication ; c'est une sorte de socialisation et d'attraction[1] . Une conscience croissante de la beauté et de l'apparence physique est devenue une motivation pour chaque clinicien d'évaluer les aspects importants du sourire du patient et de relier la relation dynamique entre les dents, la gencive et les lèvres lors du sourire[.2] . Les médias offrent une image stéréotypée du sourire qui conduit à une standardisation du sourire et, par conséquent, à une demande accrue de dentisterie esthétique de la part des patients[1] .

Tarantili et al. ont défini un sourire agréable comme un sourire dans lequel il y a une exposition complète des dents antérieures du maxillaire et une légère exposition gingivale de 1 à 3 mm. **Une exposition gingivale excessive de plus de 3 mm est considérée comme désagréable ou peu attrayante, et est communément appelée "sourire gingival"[3] .**

Le sourire gingival a été largement défini comme une condition non pathologique causant une dysharmonie esthétique, dans laquelle plus de 3 à 4 mm de tissu gingival est exposé lors du sourire[4] .

Les repères anatomiques qui entrent en jeu dans le sourire gingival sont le maxillaire, les lèvres, l'architecture gingivale et les dents. Toutes ces structures anatomiques doivent être en harmonie les unes avec les autres pour obtenir un sourire esthétique. Lorsqu'il diagnostique et traite des patients présentant un sourire gingival, le clinicien doit comprendre et identifier avec précision l'étiologie. En outre, plusieurs étiologies peuvent être simultanément responsables de l'excès gingival et chaque cause doit être identifiée avec précision. La connaissance de l'étiologie, qu'elle soit unique ou multiple, permettra de déterminer la modalité de traitement la plus appropriée pour le patient[4] .

LES COMPOSANTES D'UN SOURIRE ÉQUILIBRÉ

Les trois principaux facteurs qui influencent le sourire sont les suivants

1. Dents

2. Cadre des lèvres

3. Échafaudage gingival

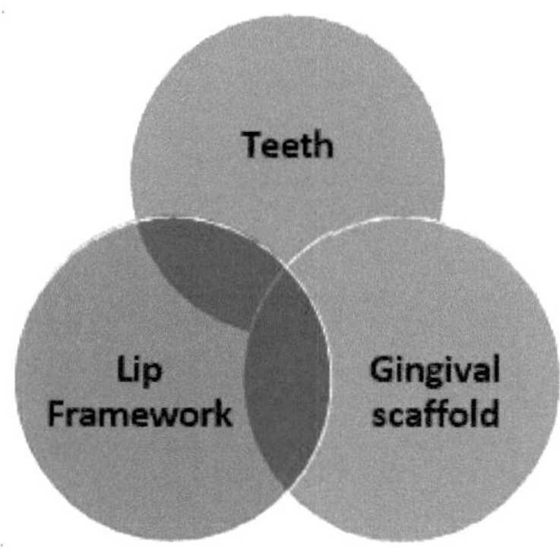

Fig. 1 : Facteurs influençant un sourire équilibré

Les huit composantes d'un sourire équilibré -

Les composantes d'un sourire équilibré sont les suivantes :

1. Ligne des lèvres
2. Arc du sourire
3. Courbure de la lèvre supérieure
4. Espace négatif latéral
5. Symétrie du sourire
6. Plan frontal occlusal
7. Composants dentaires
8. Composants gingivaux

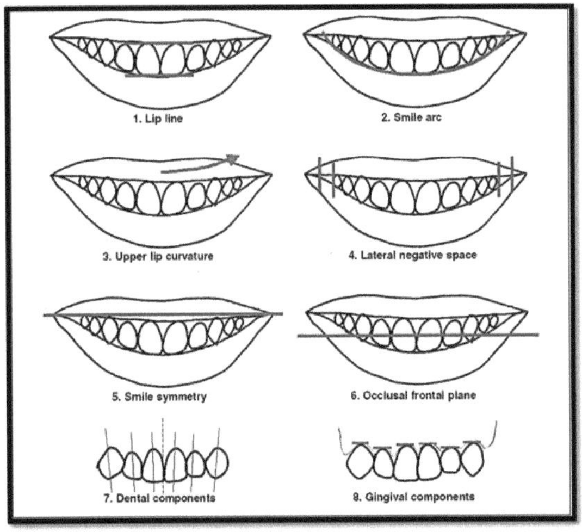

Fig. 2 : Huit composantes d'un sourire équilibré[5] .

1. **Ligne des lèvres** :

La ligne des lèvres est la quantité d'exposition verticale des dents lors du sourire - en d'autres termes, la hauteur de la lèvre supérieure par rapport aux incisives centrales maxillaires.En règle générale, la ligne des lèvres est optimale lorsque la lèvre supérieure atteint le bord gingival, montrant la longueur cervico-incisive totale des incisives centrales maxillaires, ainsi que les gingivités interproximales (Hulsey, 1970 ; Mackley, 1993). La dentisterie a arbitrairement classé trois types de sourires qui, en fonction de la hauteur de la lèvre supérieure par rapport aux incisives centrales antérieures maxillaires, sont appelés ligne des lèvres basse, ligne des lèvres moyenne ou ligne des lèvres haute (Ernest et Janzen, 1977). Affichage moyen des incisives maxillaires - (Goldstein, 1998).

• 1,91 mm chez les hommes et

• 3.40mm, chez les femmes

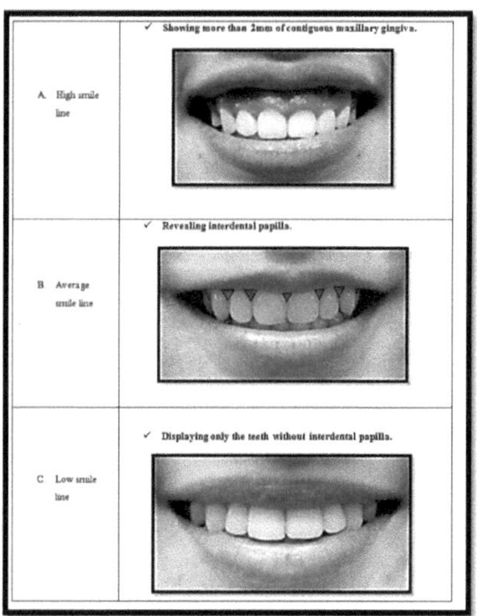

Fig. 3 : Types de sourire (Ernest et Janzen, 1977)

2. Arc du sourire :

L'arc du sourire est la relation entre une courbe hypothétique tracée le long des bords des dents antérieures maxillaires et le contour interne de la lèvre inférieure dans le sourire posé. La courbure des bords incisifs semble être plus prononcée chez les femmes que chez les hommes, et tend à s'aplanir avec l'âge. (Sarver, 2001 ; Frush et Fisher, 1958 ; Matthews, 1978 ; Miller, 1989 ; Mabrito, 1996 ; Tjan et al., 1984 ; Dong et al., 1999).

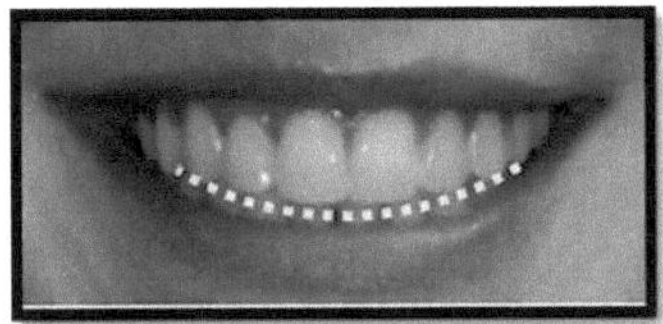

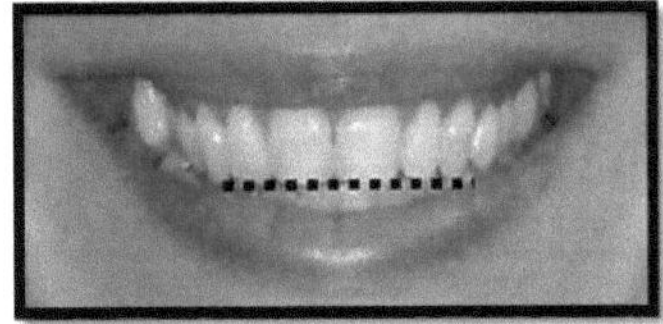

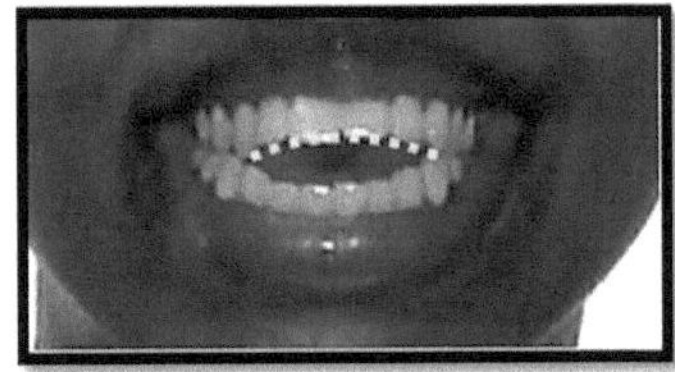

Fig 4 : Arc de sourire consonantique
Fig 5 : Arc de sourire plat
Fig 6 : Arc de sourire inversé

3. Courbure de la lèvre supérieure :

La courbure de la lèvre supérieure est évaluée depuis la position centrale jusqu'au coin de la bouche lors du sourire. Elle est **ascendante** lorsque le coin de la bouche est plus haut que la position centrale, **droite** lorsque le coin de la bouche et la position centrale sont au même niveau, et **descendante** lorsque le coin de la bouche est plus bas que la position centrale (Hulsey, 1970 ; Dong et al., 1999 ; Philips, 1996 ; Philips, 1999). Les courbures des lèvres vers le haut et droites sont considérées comme plus esthétiques que les courbures des lèvres vers le bas.

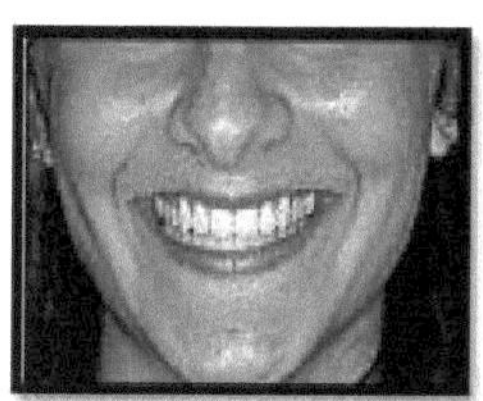

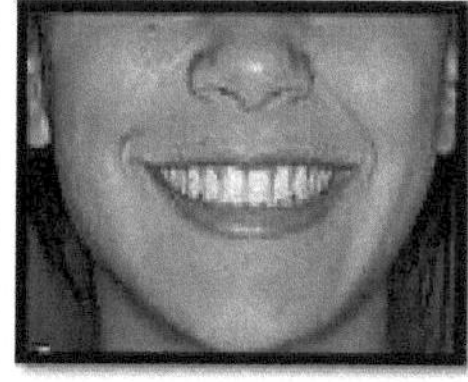

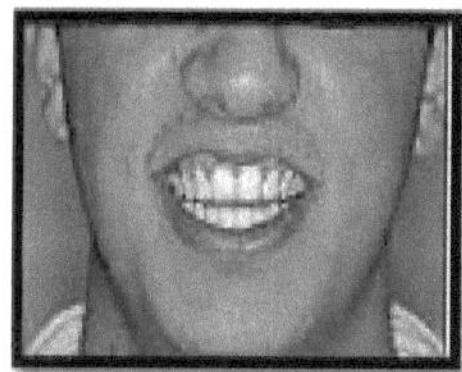

Fig 7 : Types de courbure de la lèvre supérieure.

4. Espace négatif latéral :

La dimension transversale du sourire est également appelée "projection dentaire transversale". L'espace négatif latéral est le couloir buccal entre les dents postérieures et le coin de la bouche lors du sourire (Sarver, 2001 ; Frush et Fisher, 1958).

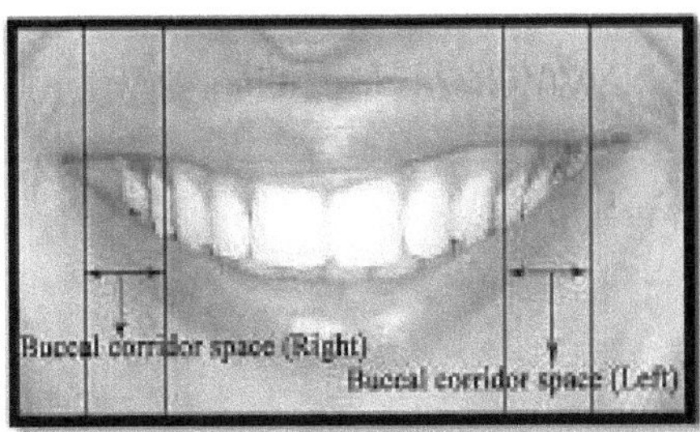

Fig 8 : Corridor buccal.

5. Symétrie du sourire :

La symétrie du sourire, le positionnement relatif des coins de la bouche dans le plan vertical, peut être évaluée par le parallélisme des lignes commissurales et pupillaires. (Hulsey, 1970) Bien que les commissures se déplacent vers le haut et latéralement lors du sourire. (Rubin, 1974 ; Paletz et al., 1994 ; Benson et Laskin, 2001).

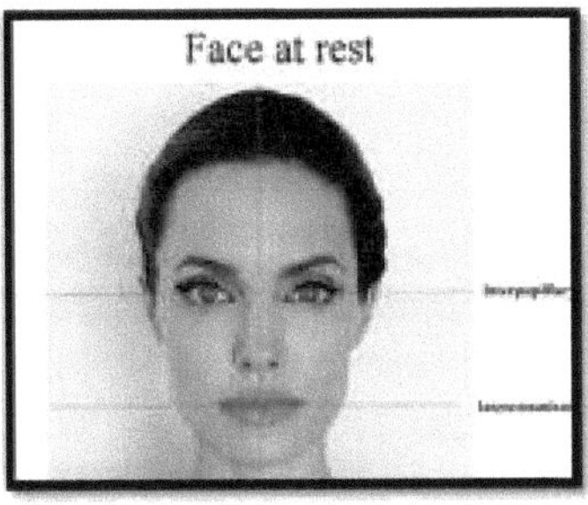

Fig 9 : Symétrie du sourire

6. Plan occlusal frontal :

Le plan d'occlusion frontal est représenté par une ligne allant de la pointe de la canine droite à la pointe de la canine gauche (Solomon, 1999).L'examen clinique et la documentation vidéo numérique sont essentiels pour établir un diagnostic différentiel entre l'asymétrie du sourire, un plan d'occlusion incliné et une asymétrie faciale. Faire mordre le patient sur un abaisse-langue ou un miroir buccal dans la zone des prémolaires pendant l'examen clinique est un bon moyen de reconnaître une inclinaison asymétrique du plan occlusal frontal maxillaire.

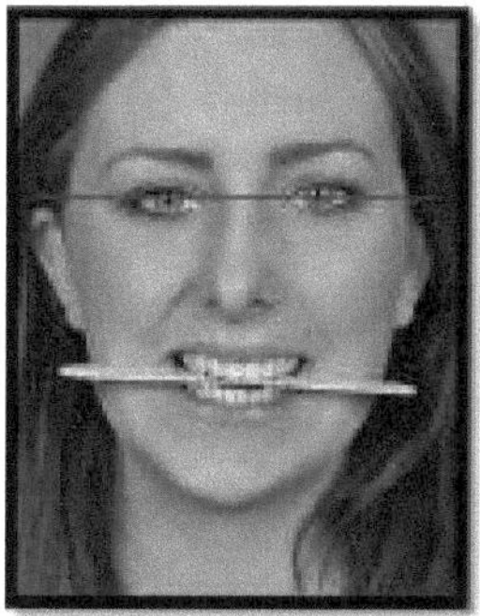

Fig 10 : Plan occlusal frontal.

7. Composants dentaires :

Les six premières composantes du sourire tiennent compte de la relation entre les dents et les lèvres et de la façon dont les lèvres et les tissus mous encadrent le sourire. Un sourire agréable dépend également de la qualité et de la beauté des éléments dentaires qu'il contient et de leur intégration harmonieuse.Les composantes dentaires du sourire comprennent la taille, la forme, la couleur, l'alignement et l'angulation de la couronne (pointe) des dents, la ligne médiane et la symétrie de l'arcade (Moskowitz et 1995). La ligne médiane dentaire est un point focal important dans un sourire esthétique (Lombardi, 1973). Une méthode pratique et fiable pour localiser la ligne médiane du visage, qui coïncide normalement avec la ligne médiane dentaire, consiste à utiliser deux points de repère anatomiques : le nasion et la base du philtrum, appelée "arc de Cupidon", au centre de la lèvre supérieure. Une ligne tracée entre ces deux repères permet non seulement de localiser la ligne médiane du visage, mais aussi de déterminer sa direction (Morley et Eubank, 2001).

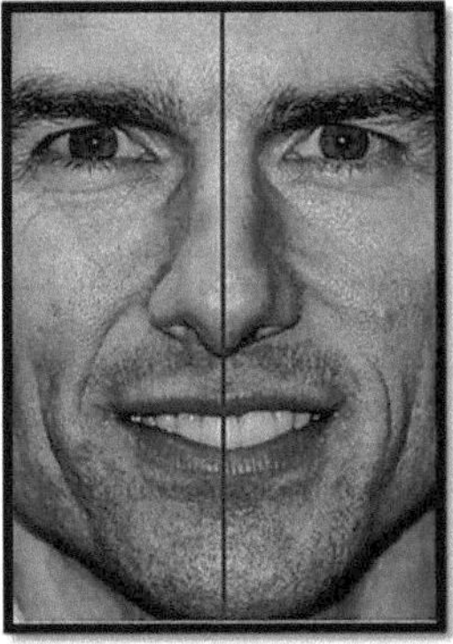

Fig 11 : Ligne médiane faciale.

8. Composants gingivaux :

Les composantes gingivales du sourire sont la couleur (rose pâle dans la population caucasienne, rose pâle avec pigmentation de mélanine dans la population indienne), la consistance, le contour, la texture et la hauteur des gencives. L'inflammation, les papilles émoussées, les embrasures gingivales ouvertes et les marges gingivales inégales nuisent à la qualité esthétique du sourire (Morley et Eubank, 2001).

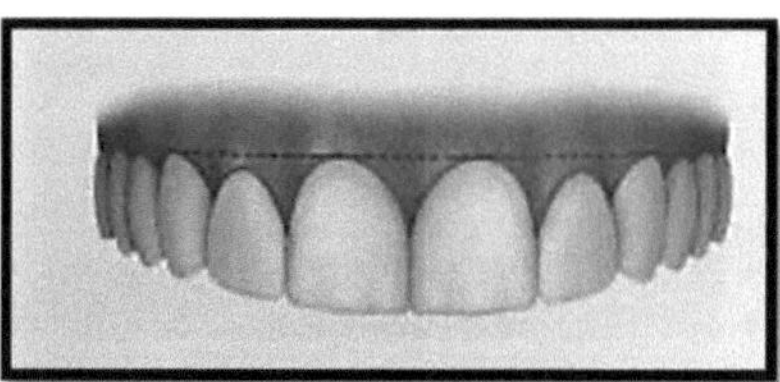

Fig 12 : Hauteur gingivale idéale.

ÉTIOLOGIE ET DIAGNOSTIC CLINIQUE

Une présentation anormale des gencives et des dents antérieures du maxillaire peut être due à de nombreux facteurs anatomiques ou fonctionnels, héréditaires ou innés.Une lèvre supérieure étroite, une éruption dentaire irrégulière, une protubérance excessive ou une croissance verticale du maxillaire, ainsi qu'une hypermobilité de la lèvre maxillaire et du muscle élévateur sont les raisons courantes d'un sourire gingival[6] .

Facteurs étiologiques du sourire gingival				Diagnostic
Squelette	Vertical maxillaire excès	Rotations maxillaires		Visage examen
Dentaire	Couronne clinique courte	Incisives extrudées	Perte de couple sur le antécédents	Compensation normale de la classe II malocclusion	Analyse dentoalvéolaire
Tissu mou	Morphologiquement lèvre supérieure courte	Lèvre hyper mobile		Analyse des lèvres
Parodontal	Retard dans la migration des gingiva	Hyperplasie gingivale		Examen parodontal

Fig 13 : Facteurs étiologiques et diagnostic du sourire gingival

Lorsqu'un patient se présente avec la plainte principale de son sourire gingival, plusieurs étapes doivent être franchies pour parvenir à un diagnostic précis. En outre, pour identifier correctement les causes étiologiques, anatomiques et pathologiques d'un sourire gingival, il convient d'utiliser un processus de diagnostic bien défini[3] .

L'évaluation diagnostique du sourire gingival comprend les facteurs suivants[3] -
1. Antécédents médicaux du patient
2. Analyse faciale
3. Analyse des lèvres : statique ou dynamique
4. Analyse de la position de repos
5. Analyse dentaire : longueur de la couronne et marge incisale
6. Examen parodontal

ÉVALUATION DIAGNOSTIQUE DU SOURIRE GINGIVAL

LES DONNÉES SOCIO-DÉMOGRAPHIQUES :

L'âge du patient peut indiquer le stade d'éruption de la dentition, et l'état de santé général peut indiquer au clinicien tout facteur contribuant à l'état du patient[3] .
La maturation et le vieillissement ont divers effets sur les tissus mous du visage.
a) Une diminution de la hauteur de la ligne de la lèvre maxillaire et de la présentation des dents est constatée en combinaison avec une augmentation de la longueur de la lèvre supérieure.
b) Réduction de l'affichage des incisives maxillaires en position de repos ainsi que dans le sourire.
c) L'élévation de la lèvre supérieure du repos au sourire montre une diminution marginalement significative avec l'âge[7] .

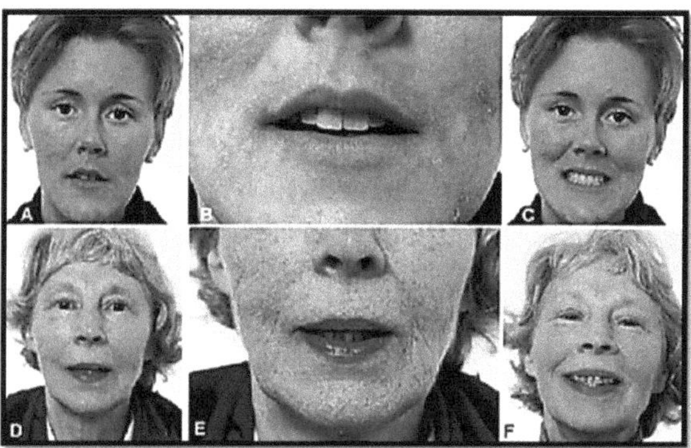

Fig 14 : Changements d'âge sur le sourire.

Différences entre les sexes avec l'âge :

a)   La perte de tonicité des lèvres au repos est de moindre ampleur chez les hommes que chez les femmes.

b)   Avec l'âge, les femmes présentent un pourcentage plus élevé de la hauteur moyenne du sourire que les hommes.

c)   Les hommes ont montré un pourcentage plus élevé de type de sourire bas avec l'augmentation de l'âge[8] .

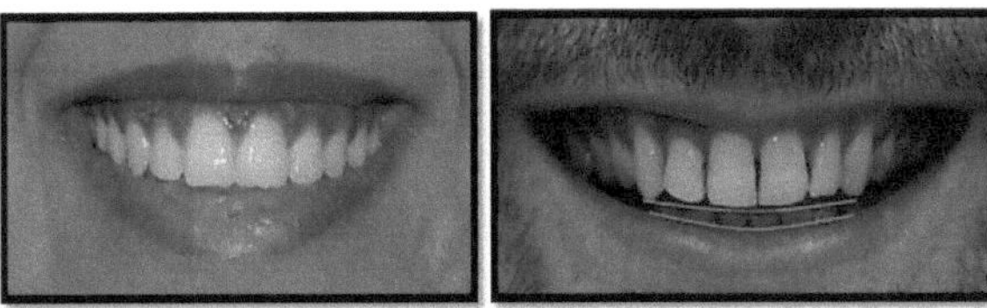

Fig 15 : Les femmes présentent une hauteur de sourire plus élevée que les hommes.

ÉTIOLOGIE SQUELETTIQUE

Excédent vertical maxillaire -
Une augmentation du ratio du tiers moyen de la face peut indiquer un **excès vertical maxillaire (VME)**. De nombreux auteurs s'accordent à dire que l'EMV est la cause extra-orale la plus fréquente du sourire gingival.

Les caractéristiques cliniques de l'excès vertical maxillaire comprennent...
a) Augmentation de la hauteur du visage,
b) Espace interlabial excessif avec tension des lèvres pour le rapprochement des lèvres,
c) Affichage excessif des incisives au repos et affichage excessif de la gencive lors du sourire,
d) Profil convexe dû à la rotation vers le bas et vers l'arrière du maxillaire.

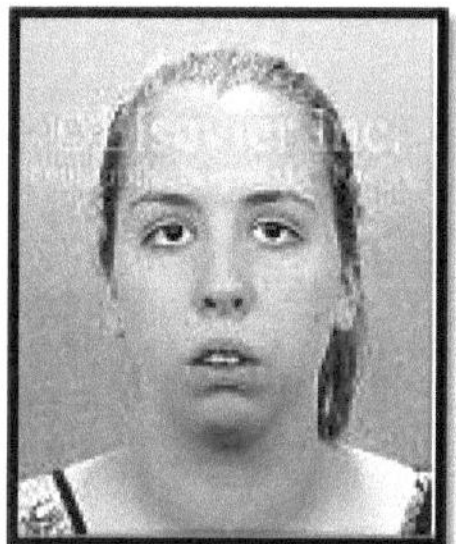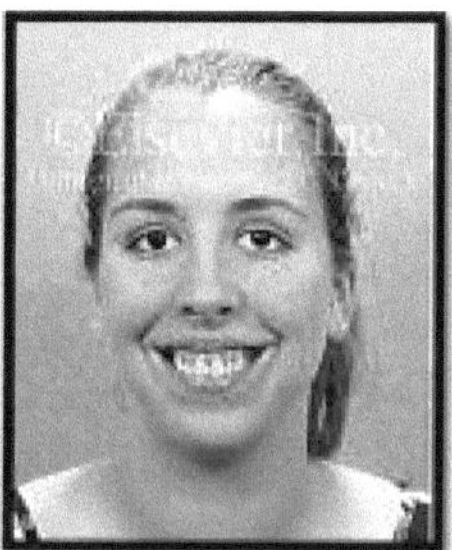

Fig 16 : Caractéristiques extra-orales dans l'EMV.

Les caractéristiques intrabuccales comprennent...
a) Arcade maxillaire rétrécie,
b) L'occlusion croisée,
c) Articulation ouverte antérieure,
d) Courbe de la taille plate ou accentuée,
e) L'encombrement est visible sur[9] .

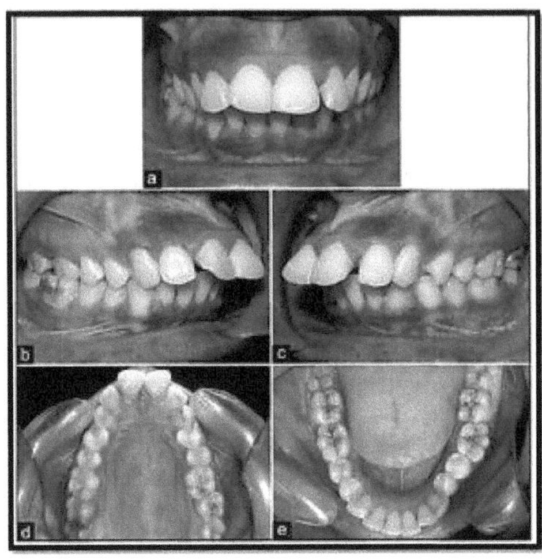

Fig17:Caractéristiques intra-buccales dans l'EMV.

Diagnostic :

Examen facial - **Taille du visage -**
Le tiers médian du visage est mesuré de la glabelle, le point le plus proéminent du front entre les sourcils, à la sous-nasale, le point situé sous le nez. La face inférieure est mesurée de la subnasale au menton des tissus mous, qui est le bord inférieur du menton[10] .

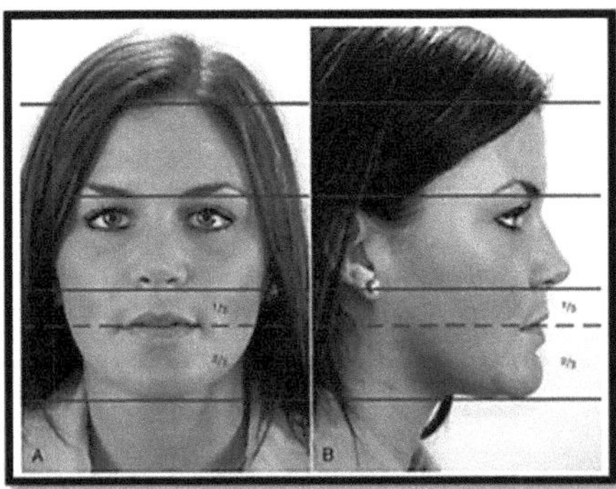

Fig 18 : Le tiers médian du visage doit être égal au tiers inférieur du visage.

Analyse céphalométrique - Sur le plan céphalométrique, l'excès vertical maxillaire est caractérisé par des valeurs accrues de <SN-MP, MMA, somme des angles postérieurs (intérieurs) et rapport facial antérieur inférieur mais une valeur diminuée du rapport de Jaraback[11] .

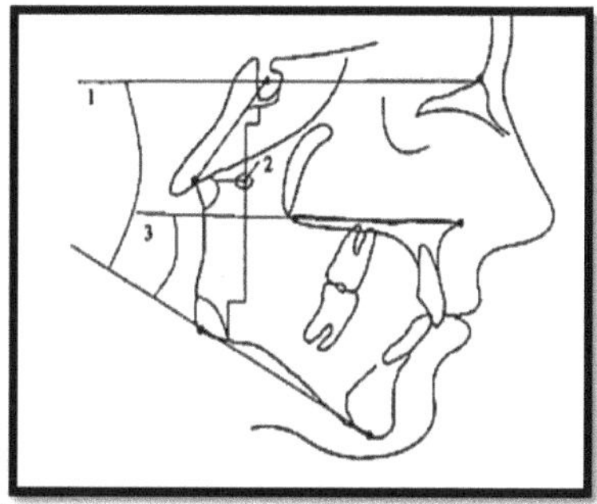

Fig 19 : Paramètres céphalométriques pour évaluer l'excès vertical du maxillaire.

1. <SN/ MP : Angle formé par la ligne sella nasion et le plan mandibulaire.
2. Somme des angles postérieurs (internes) : Somme de la selle ; de l'articulare et de l'angle gonial
3. MMA : L'angle formé par le plan maxillaire et le plan mandibulaire.

Les paramètres verticaux squelettiques et dentaires tels qu'indiqués par Charles Burstone dans Cepalometrics for Orthognathic Surgery indiquent les proportions verticales maxillaires[12] .

a) N-ANS ($\perp$HP) - La distance entre N et ANS mesurée perpendiculairement à HP nous donne la hauteur du tiers moyen du visage.
Valeurs normales - Hommes : 54,7+ 3,2 mm ; Femmes : 50,0+ 2,4 mm.

Toute augmentation ou diminution de cette valeur indique respectivement une augmentation ou une diminution de la hauteur du tiers moyen du visage.

b) ANS-Gn ($\perp$HP) - La distance entre ANS et Gn mesurée perpendiculairement à HP nous donne la hauteur du tiers inférieur du visage.
Valeurs normales - Hommes : 68,6+ 3,8 mm ; Femmes : 61,3+ 3,3 mm.

Toute augmentation ou diminution de cette valeur indique respectivement une augmentation ou une diminution de la hauteur du tiers inférieur du visage.

c) U1-NF ($\perp$NF) - On mesure la distance perpendiculaire entre le bord incisif de l'incisive supérieure et le plan palatin.

Valeurs normales - Hommes : 30,6 + 2,1 mm ; Femmes : 27,5 + 1,7 mm.

Toute augmentation ou diminution de cette valeur indique respectivement une augmentation ou une diminution de la hauteur des dents antérieures supérieures.

d) L1-MP (⊥MP) - On mesure la distance perpendiculaire entre le bord incisif de l'incisive inférieure et la MP.

Valeurs normales - Hommes : 45,0+ 2,1 mm ; Femmes : 40,8+ 1,8 mm.

Toute augmentation ou diminution de cette valeur indique respectivement une augmentation ou une diminution de la hauteur des dents antérieures inférieures.

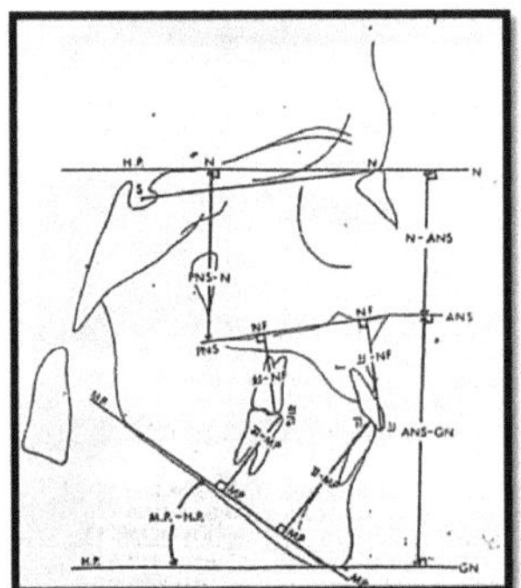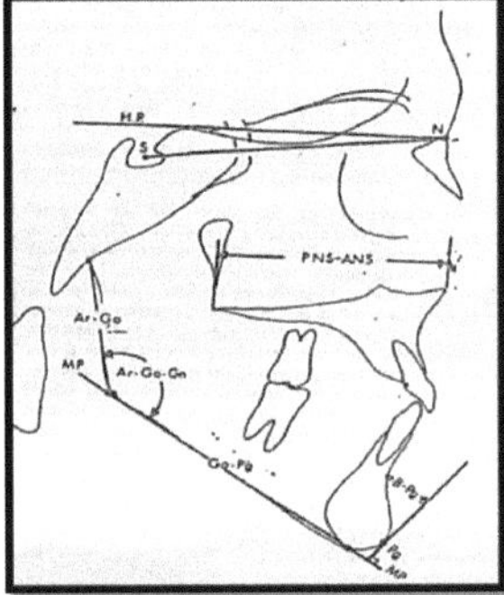

Fig 20 : Mesures verticales du squelette (angulaires et linéaires).

Rotations maxillaires.

Un visage long ne représente pas toujours un problème d'excès maxillaire vertical. La supraclusion peut être profonde ou ouverte en fonction des rotations du plan palatin. Une **rotation** excessive **du maxillaire** dans le sens des aiguilles d'une montre entraîne également une augmentation de l'affichage incisif, ce qui provoque un sourire gingival.

L'altération de la posture de la tête due à une déficience des voies respiratoires entraîne une rotation inférieure du maxillaire vers l'arrière. Cela entraîne un basculement du plan palatin vers le bas, en arrière, produisant un "effet de coin" et provoquant une rotation de la mandibule dans le sens des aiguilles d'une montre. Cela entraîne une éruption excessive du segment antérieur comme réponse compensatoire, provoquant un sourire gingival[9] .

Diagnostic :

Analyse céphalométrique -

L'angle d'inclinaison tel que décrit par Rakosi est un indicateur de la rotation maxillaire. C'est l'angle formé par la ligne perpendiculaire tombée de Se-N à N' et le plan palatin. Un petit angle indique une bascule du maxillaire vers le bas et vers l'arrière.

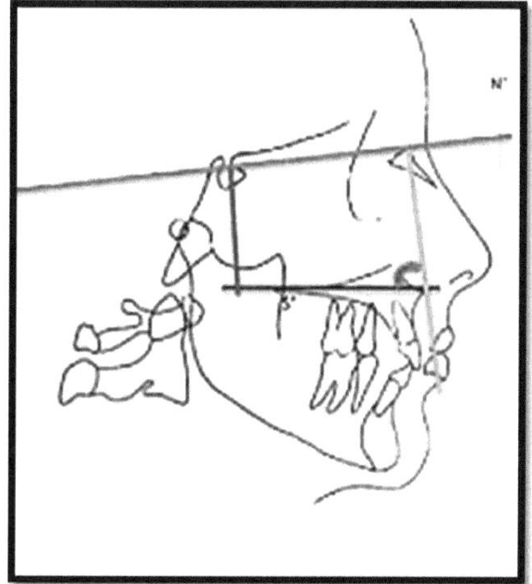

Fig 21 : Angle d'inclinaison.

Couronne clinique courte-

La hauteur verticale moyenne des incisives maxillaires est de 10,6 mm chez les hommes et de 9,8 mm chez les femmes. Une couronne clinique courte peut conduire à un affichage gingival accru. Cela peut être dû à l'attrition, à l'éruption partielle ou à un empiètement gingival excessif[9] .

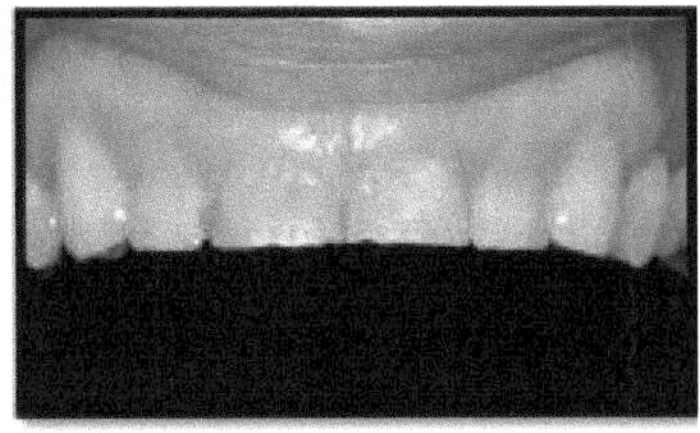

Fig 22a : Couronne clinique courte due à l'attrition

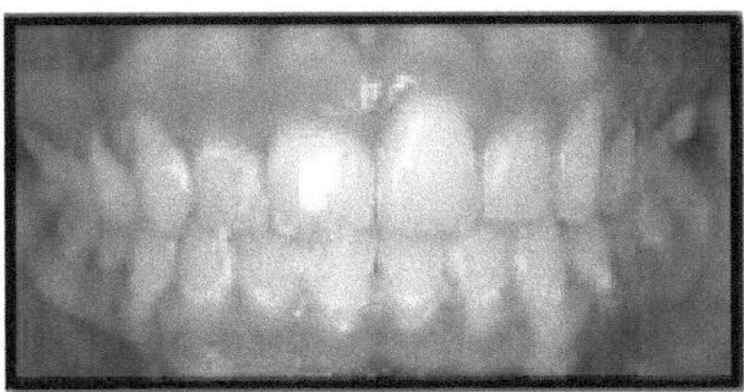

Fig 22b : Couronne clinique courte due à une éruption altérée

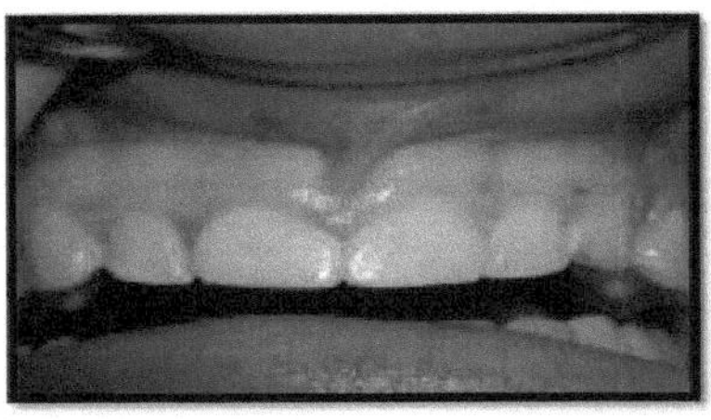

Fig 22c : Couronne clinique courte due à un empiètement gingival

Incisives extrudées :

La sur-ouverture des incisives maxillaires avec leur complexe dentogingival entraîne une position plus coronale des marges gingivales et une exposition gingivale excessive. Cette condition peut être associée à l'usure des dents dans la région antérieure (éruption excessive compensatoire des incisives) ou à une occlusion profonde antérieure[9].

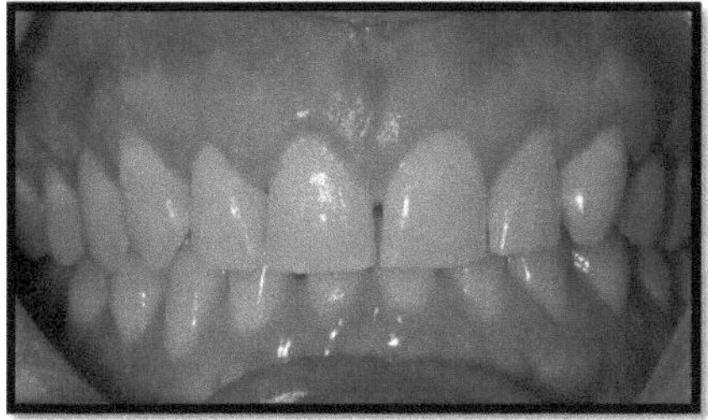

Fig 23 : Incisives extrudées

Perte du torque ou des incisives maxillaires à pointe palatine :

Dans les cas de Classe II Div2, les incisives maxillaires sont inclinées palatalement. Lors d'une rétraction orthodontique, si le couple n'est pas contrôlé, cela entraîne une augmentation de l'affichage incisif et gingival. Une surveillance attentive des paramètres verticaux et une bonne connaissance de la biomécanique sont essentielles pour éviter la situation clinique[9].

Compensation normale de la malocclusion de classe II :

Les incisives maxillaires droites sont vues en compensation d'une déficience mandibulaire ou d'une malocclusion de classe II et entraînent une exposition gingivale excessive en raison du positionnement inférieur de la couronne. Dans les cas de rotation inférieure du maxillaire postérieur avec le plan palatin incliné vers le bas en arrière, il y a une éruption excessive des dents postérieures du maxillaire, ce qui entraîne une rotation de la mandibule vers le bas et l'arrière. En compensation, il y a une éruption accrue des incisives maxillaires et mandibulaires[9].

Analyse dentoalvéolaire.
a. Examen clinique

b. Analyse céphalométrique

a) Examen clinique

Présentation des incisives centrales au repos -

Lorsque la lèvre maxillaire est au repos, environ 3 à 4 mm des incisives centrales maxillaires sont visibles chez les jeunes femmes adultes ; environ 2 mm de moins sont visibles chez les jeunes hommes adultes[10] .
Pour garder une trace de cette condition, on peut utiliser une radiographie céphalométrique latérale standard des lèvres au repos et mesurer la distance en millimètres entre le bord incisif de l'incisive centrale maxillaire et le contour inférieur de la lèvre supérieure[13] .

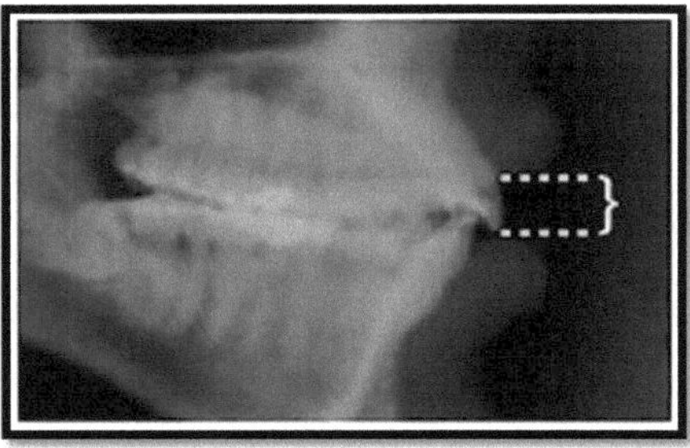

Fig 24 : Affichage de l'incisive centrale maxillaire au repos.

Rapport largeur/longueur des incisives maxillaires -

Le ratio connu sous le nom de "gold standard" détermine que la largeur des incisives maxillaires doit être d'environ 80% de leur longueur avec des variations acceptables entre 65% et 85%, alors que pour les incisives latérales supérieures ce même ratio doit être d'environ 70%. Les dimensions verticales et horizontales des dents doivent être comparées à des proportions connues.

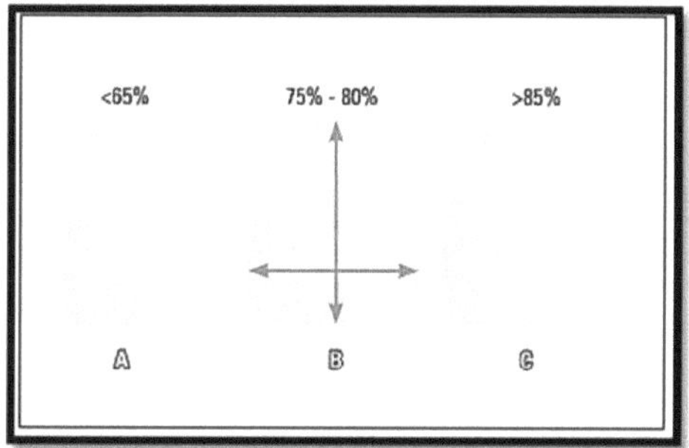

Fig 25 : Incisives centrales supérieures avec différentes proportions, indiquant que les dents sont : A) Etroites et longues, B) Proportionnelles, C) Courtes et carrées.

Chez les sujets présentant un sourire gingival, il est important d'évaluer si les couronnes des dents antérieures apparaissent très courtes[13] .
En analysant le bord incisif et l'âge du patient, le clinicien peut déterminer si la différence de longueur se situe au niveau du bord incisif ou du bord gingival, car la quantité de dentine exposée indique le degré d'usure.

b) Analyse céphalométrique[14]

Amr Hayani, Jamal Dabbas et Mayada Zeitoun ont mené une étude céphalométrique pour évaluer différents paramètres dento-alvéolaires illustrant le sourire gingival.

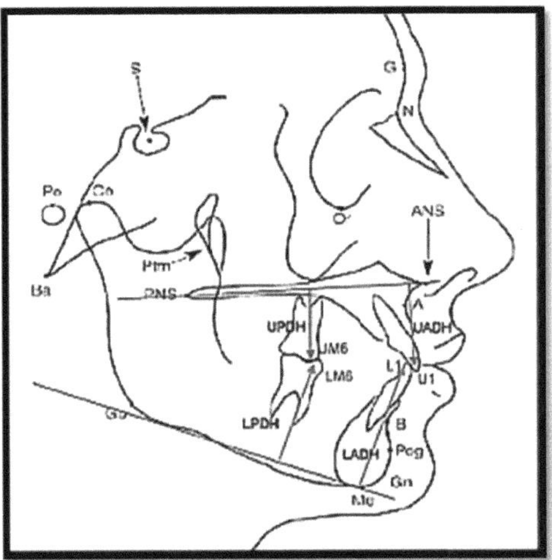

Fig 26 : Mesures céphalométriques (mesures de la hauteur dentoalvéolaire)-

i) Hauteur dentaire antérieure supérieure (UADH) : La longueur perpendiculaire d'une ligne tombée de U1 au plan palatin,

ii) Hauteur dentaire postérieure supérieure (UPDH) : La longueur perpendiculaire d'une ligne tombée de l'UM6 au plan palatin,

iii) UADH/UPDH : Rapport entre la hauteur dento-alvéolaire supérieure antérieure et la hauteur dento-alvéolaire supérieure postérieure,

iv) Hauteur dentaire inférieure antérieure (LADH) : La longueur perpendiculaire d'une ligne tombée de L1 au plan de la mandibule,

v) Hauteur dentaire inférieure postérieure (LPDH) : La longueur perpendiculaire d'une ligne tombée de LM6 au plan de la mandibule,

vi) LADH/LPDH : Rapport entre la hauteur dento-alvéolaire inférieure antérieure et la hauteur dento-alvéolaire inférieure postérieure.

ÉTIOLOGIE DES TISSUS MOUS

Lèvre supérieure courte :

Une lèvre supérieure morphologiquement courte ou un philtrum de faible
longueur est l'une des causes courantes du sourire gingival.
La longueur moyenne de la lèvre maxillaire est de -10 cm.
a) **20mm à 22mm** chez la jeune **femelle** adulte
b) **22mm à 24mm** chez les jeunes **mâles** adultes.

Une mesure inférieure à cette valeur peut être considérée comme une **lèvre
courte** et les patients peuvent présenter une incompétence labiale et un sourire
gingival[9] .

Diagnostic
Longueur de la lèvre maxillaire-

Pour évaluer la longueur de la lèvre supérieure, il faut mesurer la hauteur du
philtrum et des commissures labiales.La hauteur du philtrum se traduit par la
distance entre les points subnasal (Sn) et stomion (St) de la lèvre supérieure.La
hauteur des commissures est obtenue en mesurant perpendiculairement la
distance entre ces structures (C1 et C2) et leurs projections (C1'et C2') sur une
ligne horizontale qui joint les deux bases des ailes.Chez les enfants et les
adolescents, la hauteur du philtrum est légèrement inférieure à celle des
commissures. Cette différence peut s'expliquer par une maturation différentielle
des lèvres pendant la croissance. Normalement, lorsque ce phénomène se
produit chez l'adulte, il entraîne une exposition accrue des incisives pendant le
repos et la parole[13] .

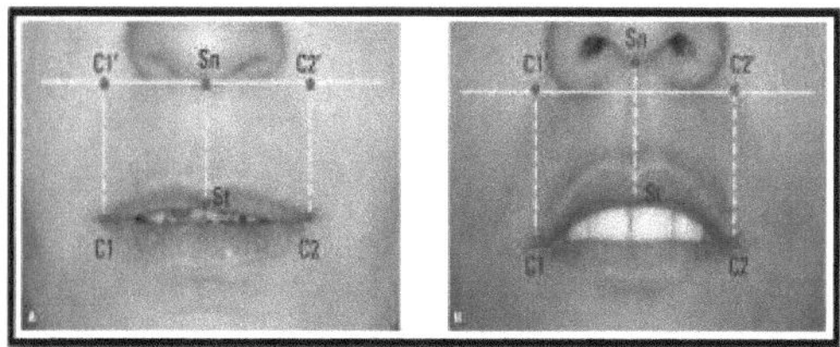

**Fig 27 : Mesure de la longueur de la lèvre supérieure A. Lèvre supérieure
longue B. Lèvre supérieure courte**

L'hypermobilité de la lèvre supérieure est associée à une hyper fonction de la lèvre.

les muscles élévateurs et conduit fondamentalement à une exposition excessive de la gencive (9)

Outre le muscle qui entoure les lèvres à l'intérieur (orbicularis oris), plusieurs autres groupes de muscles influencent le mouvement de la lèvre supérieure, à savoir.. :

Muscle releveur de la lèvre supérieure, muscle releveur de la lèvre supérieure et de l'aile du nez, muscle releveur de la commissure des lèvres, grand zygomatique, petit zygomatique, dépresseur de la cloison nasale13.

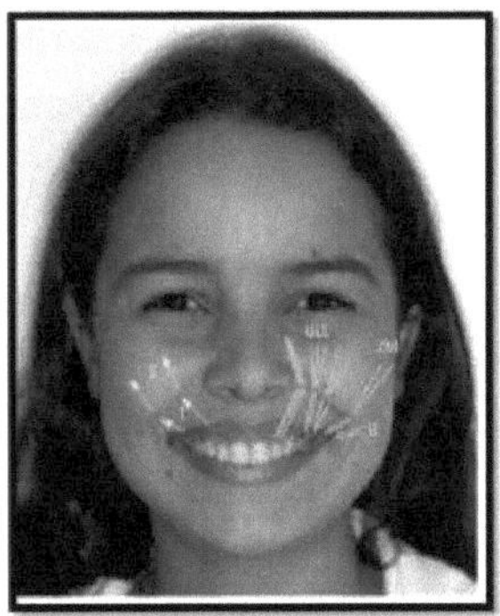

Fig 28- Muscles faciaux impliqués dans la dynamique du sourire - levateurs de la lèvre supérieure (ULL), grand zygomatique (ZM), fibres supérieures du muscle buccinateur (B).

Selon la classification de Rubin, il existe **trois types de sourire** :

a) Le **sourire "Mona Lisa"**, qui consiste à déplacer les commissures labiales vers le haut sous l'action du muscle grand zygomatique.

déplacées vers le haut par l'action du muscle grand zygomatique.

b) Le **"sourire canin"**, lorsque la lèvre supérieure est relevée de manière uniforme.

c) Le **"sourire complexe"**, lorsque la lèvre supérieure se comporte comme le "sourire canin" et que la lèvre inférieure se déplace vers le bas, exposant les incisives inférieures[13] .

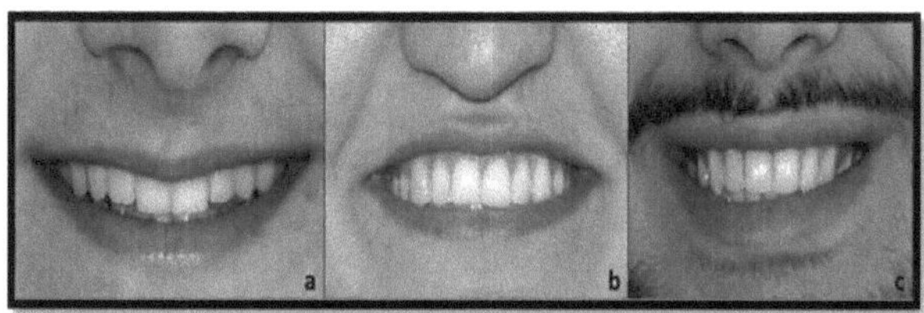

Fig 29 : Types de sourire : a) sourire de Monalisa b) sourire canin c) sourire complexe

Diagnostic :

Mobilité de la lèvre supérieure.

Chez les patients présentant un sourire gingival avec des proportions faciales normales, une longueur de lèvre dans les limites de la moyenne, une gencive marginale située près de la JCE et un rapport largeur-longueur normal, l'étiologie peut être associée à une hyperactivité des muscles qui déplacent la lèvre supérieure pendant le sourire[13] .

Distance interlabiale au repos-

Les patients dont la lèvre supérieure est de longueur normale et dont l'espace interlabial est réduit peuvent présenter un déploiement gingival excessif lors du sourire.l'espace interlabial est mesuré de la lèvre supérieure inférieure (LSI) à la lèvre inférieure supérieure (LSI). Lorsque l'espace interlabial au repos est normal (1-3 mm), on considère que le sourire gingival a une origine essentiellement musculaire.la principale cause de l'augmentation de l'espace interlabial est la dysharmonie dento-squelettique (excès vertical du maxillaire et/ou protrusion des incisives supérieures)[13] .

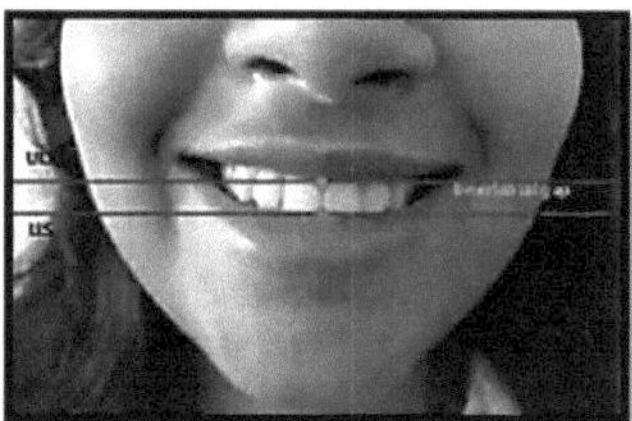

Fig 30 : Espace interlabial mesuré de la lèvre supérieure inférieure (ULI) à la lèvre inférieure supérieure (LLS).

ÉTIOLOGIE PARODONTALE

Éruption passive altérée :

Chez l'adolescent, la contribution parodontale à la gingivite du sourire est le résultat d'une migration apicale retardée de la marge gingivale sur les dents antérieures. Au fur et à mesure de l'éruption des dents pendant l'enfance et l'adolescence, la marge gingivale migre vers l'apical jusqu'à ce qu'elle atteigne sa position normale chez l'adulte. Ce niveau est atteint à la fin de l'adolescence[9] .

Diagnostic :

Les profondeurs de sondage, les niveaux d'attachement clinique et la récession gingivale doivent tous être évalués et mesurés. Si le patient présente une dent courte clinique, l'étiologie doit être identifiée pour déterminer si elle est due à une inflammation, à une hyperplasie gingivale ou à une éruption **altérée**. Il est nécessaire d'écarter l'hypothèse d'une lèvre hypermobile avant de poser le diagnostic d'éruption altérée.

Un élément clé pour établir un diagnostic est de noter l'emplacement de la jonction cémento-émail (JCE) dans le sillon gingival. Normalement, le niveau de la JCE est juste apical par rapport au bord gingival libre de la couronne. En cas d'éruption passive altérée, la CEJ peut se situer jusqu'à 10 mm en apical par rapport au bord gingival libre.

Classification de l'altération de l'éruption passive	
Type I-Sous-type A	MGJ- MGJ apical à la crête alvéolaire résultant en une large bande de tissu kératinisé(>3mm) Crête osseuse - > 2 mm de la JCE
Type I-Sous-type B	MGJ- MGJ apical à la crête alvéolaire résultant en une large bande de tissu kératinisé(>3mm) Crête osseuse - < 2mm ou à la CEJ
Type II- Sous-type A	MGJ- MGJ coronal à la crête osseuse résultant d'une bande inadéquate ou minimale de tissu kératinisé (<2mm) Crête osseuse - > 2 mm de la JCE
Type II- Sous-type B	MGJ- MGJ coronal à la crête osseuse résultant en une bande inadéquate ou minimale de tissu kératinisé (<2mm). Crête osseuse - < 2mm ou à la CEJ

Si la CEJ peut être détectée dans le sillon gingival, et que toutes les autres étiologies ont été écartées, un diagnostic d'éruption passive altérée peut être posé[3] .

Hyperplasie gingivale -

La réduction de la longueur clinique de la couronne peut également être causée par une couverture gingivale excessive. Cela peut être le résultat d'une inflammation chronique favorisée par la plaque bactérienne et de la prise de médicaments. Les différences hormonales qui se produisent pendant la grossesse et la puberté, ainsi que l'utilisation de contraceptifs oraux, ont été associées à la prolifération gingivale[15] .

Malgré les facteurs étiologiques impliqués dans le sourire gingival, certains points doivent nécessairement être pris en compte lors de l'évaluation clinique. Enregistrement systématique de - (a) la distance interlabiale au repos,
(b) l'exposition des incisives supérieures pendant le repos et la parole,
(c) arc de sourire,
(d) rapport largeur/longueur des incisives maxillaires et (
(e) caractéristiques morphofonctionnelles de la lèvre supérieure au moyen d'une liste de contrôle[13] .

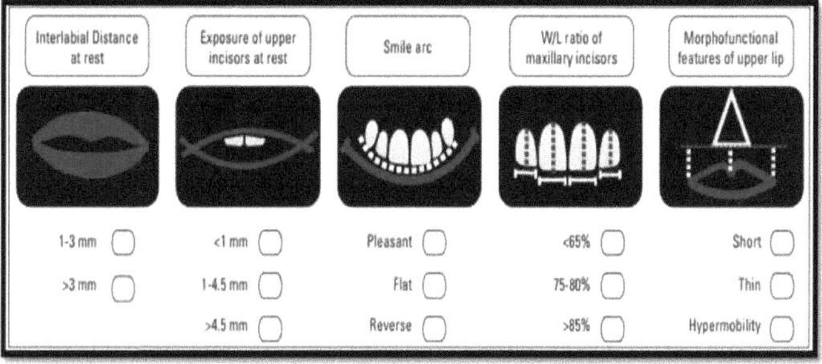

Fig 31 : Liste de contrôle suggérée avec cinq éléments pour évaluer les caractéristiques dentolabiales.

APPROCHES THÉRAPEUTIQUES

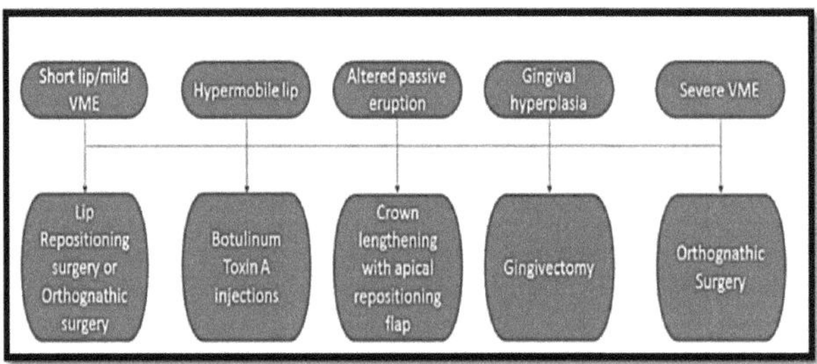

Fig 32 : Différentes approches de traitement du sourire gingival selon l'étiologie[3] .

Traitement interceptif

(i) Myothérapie : Le principal objectif de la myothérapie est de créer une fonction musculaire orofaciale normale afin de favoriser la croissance et le développement d'une occlusion normale[16] .

- **Exercice :**

✓ On a constaté que les exercices d'entraînement des lèvres influencent favorablement leur morphologie, en augmentant la hauteur des deux lèvres et en diminuant l'écart interlabial[17] .

✓ On demande au patient d'étirer la lèvre supérieure vers le bas et de la presser contre les incisives supérieures. La lèvre inférieure est étirée vers le haut et repliée sur la lèvre supérieure depuis l'extérieur. L'exercice doit être effectué trois fois par jour, pour une durée totale de 10 minutes chaque jour[17] .

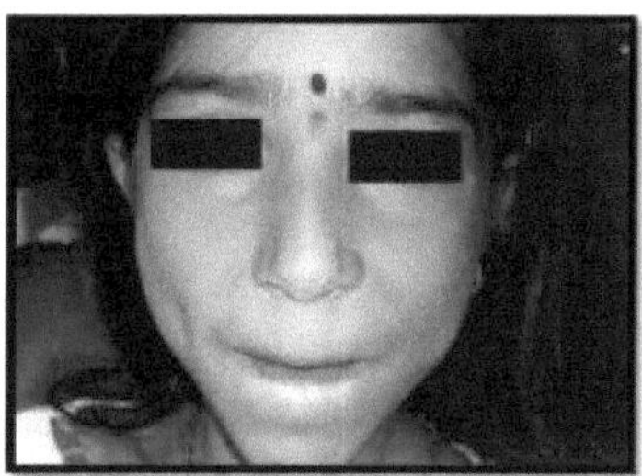

Fig 33 : L'exercice des lèvres

- **Myoappliance :**

✓ **Appareil de dépistage vestibulaire-** Cet appareil s'étend dans les sillons vestibulaires et élimine la pression sans créer de tension dans le périoste, pour renforcer l'os dans le périoste. Ces appareils éliminent les habitudes de succion anormales, le dysfonctionnement des lèvres et établissent une bonne étanchéité orale[16] .

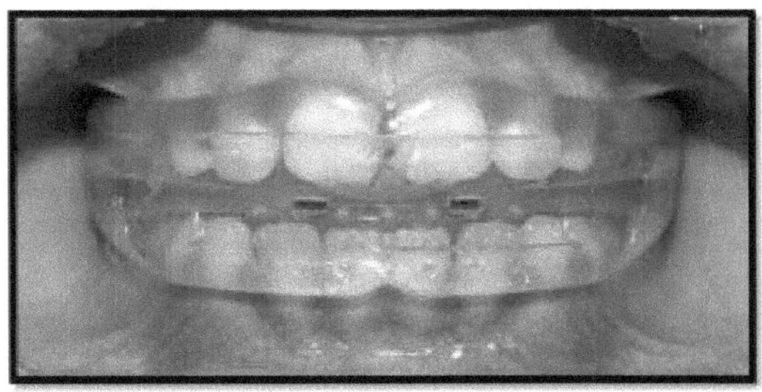

Fig 34 : Écran vestibulaire

(ii) Appareils d'orthopédie et d'orthodontie -
• Casque à haute traction avec/sans attelle maxillaire :
Un harnais à forte traction modifie à **lui seul** la croissance maxillaire et l'éruption compensatoire des molaires mandibulaires empêche l'autorotation de la mandibule et le contrôle de la hauteur faciale antérieure - Creekmore et Pearson Un harnais à forte traction attaché à une attelle modifie plus efficacement la croissance maxillaire dans une direction plus postéro-supérieure et c'est une approche efficace pour les excès maxillaires verticaux - Melsen et Caldwell.

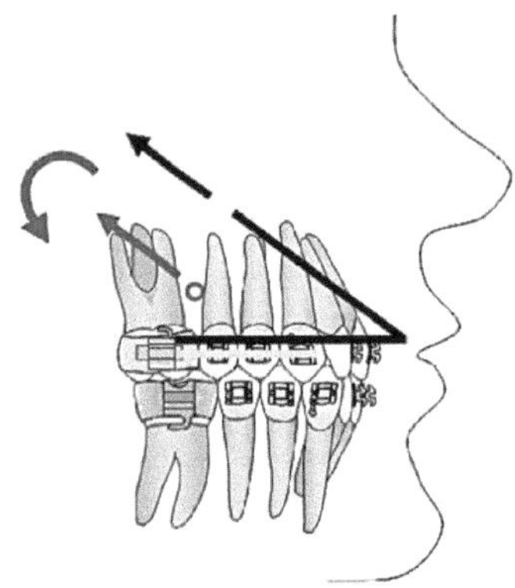

Fig 35 : Couvre-chef à forte traction

• **L'attelle maxillaire** est l'un des appareils efficaces pour contrôler l'excès vertical du maxillaire pendant la phase orthopédique de la thérapie avant le déplacement des dents avec des appareils fixes.

• La philosophie qui sous-tend l'utilisation de l'attelle maxillaire est que si la force exercée sur la mâchoire supérieure impliquait l'utilisation de toutes les dents supérieures plutôt que des seules premières molaires maxillaires, l'effet sur la mâchoire serait de nature plus orthopédique qu'orthodontique.

• Le concept d'attelle maxillaire à couverture totale avec harnais à forte traction a été introduit par **Raymond Thurow**. Il pensait que des forces importantes étaient nécessaires pour maintenir le maxillaire dans le plan vertical et qu'elles pouvaient être dissipées sur une plus grande surface de base.

• Une attelle en acrylique avec un harnais (à forte traction) produit un déplacement supérieur et distal du maxillaire, une réduction de l'angle SNA, une rotation dans le sens des aiguilles d'une montre du plan palatin et une intrusion relative de la molaire supérieure avec une augmentation de l'éruption des molaires inférieures, une diminution de la croissance mandibulaire et une augmentation de l'angle SNB.- Caldwell (AJO-84)[17] .

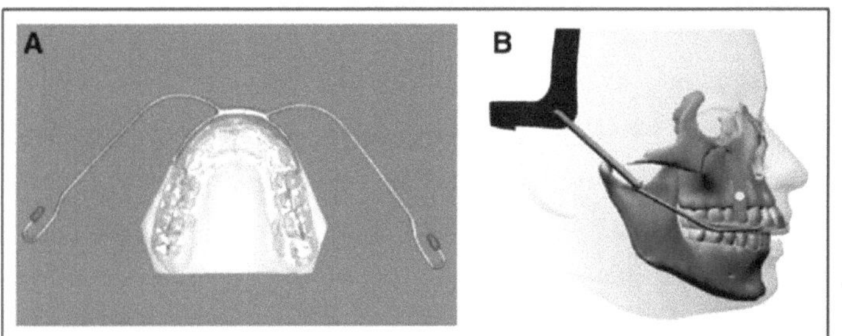

Fig 36 : Attelle maxillaire de tête A. Aspect occlusal B. La flèche indique la direction de la traction extra-orale à forte traction.

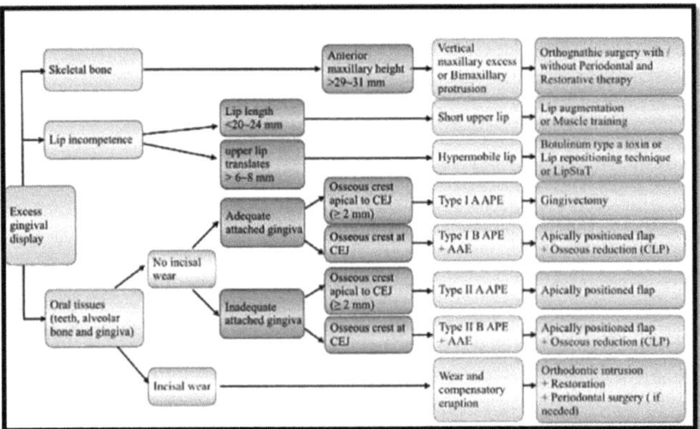

Fig 37 : Selon l'organigramme de diagnostic du sourire gingival, les praticiens dentaires peuvent communiquer entre eux et établir facilement un plan de traitement. (APE : éruption passive altérée, AAE : éruption active altérée)

A.APPROCHE ORTHODONTIQUE :

(i). Intrusion orthodontique à l'aide d'arcs d'intrusion-

Les cas de croissance verticale excessive du complexe dentoalvéolaire antérieur supérieur présentent généralement une extrusion et une rétroclinaison des incisives supérieures, une supraclusion profonde et un sourire carnassier. Ce type de cas peut être bien traité avec Intrusion.

Mécanisme intrusif de base[18] :

Il existe **six grands principes** régissant la correction de la supraclusion profonde par intrusion avec une technique d'arc segmenté (donnés par Charles Burstone)

1. Utilisation d'une ampleur optimale de la force et fourniture constante de cette force avec des ressorts à faible taux de déflexion.

2. Utilisation du contact ponctuel dans la région antérieure

3. Position de la force - choisir soigneusement le point d'application de la force

par rapport à toutes les dents à intruder.

4. Intrusion sélective basée sur la géométrie des dents antérieures

5. Contrôle des unités réactives par la formation d'une unité d'ancrage postérieure

6. Inhibition de l'éruption des dents postérieures et prévention d'une mécanique éruptive indésirable

Bio-mécanique des arcs d'intrusion-

La véritable intrusion est obtenue lorsqu'une force intrusive est dirigée à travers le centre de résistance des dents antérieures. La force intrusive est normalement appliquée à la surface labiale des incisives, ce qui produit un moment qui tend à évaser les couronnes vers l'avant et à déplacer les racines lingualement.

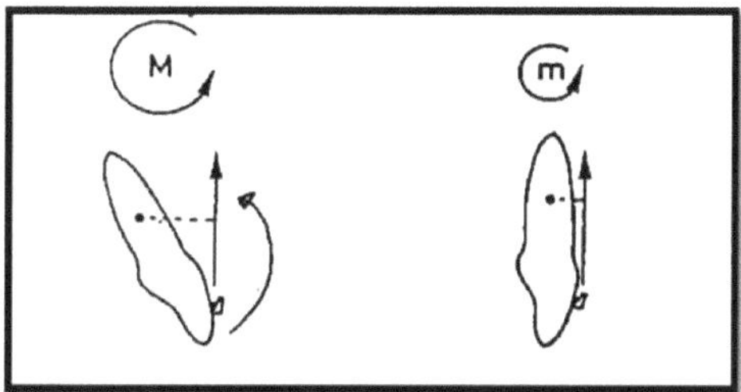

Fig 38 : Analyse de la situation biomécanique

Si les incisives sont évasées, la force intrusive est appliquée au niveau de l'attache des incisives évasées qui est antérieure au centre de résistance des dents antérieures ;

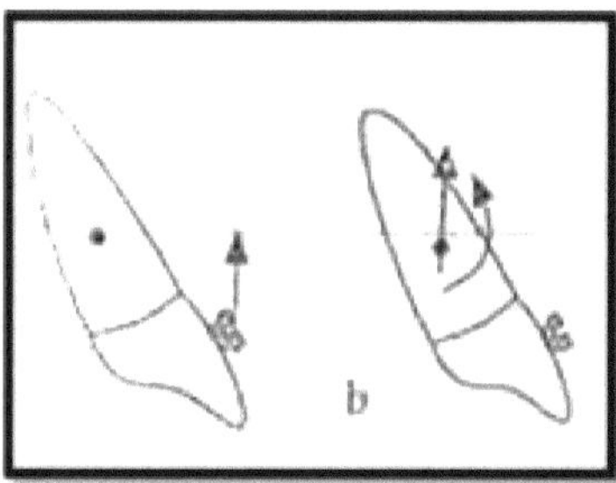

Fig 39 : Force intrusive appliquée sur une incisive évasée

La conception de l'appareil doit donc inclure le segment distal par rapport au segment antérieur ; des ressorts séparés à gauche et à droite pour délivrer la force intrusive. Cela permettra de rediriger la force intrusive le long de l'axe long des incisives et une véritable intrusion peut être obtenue.

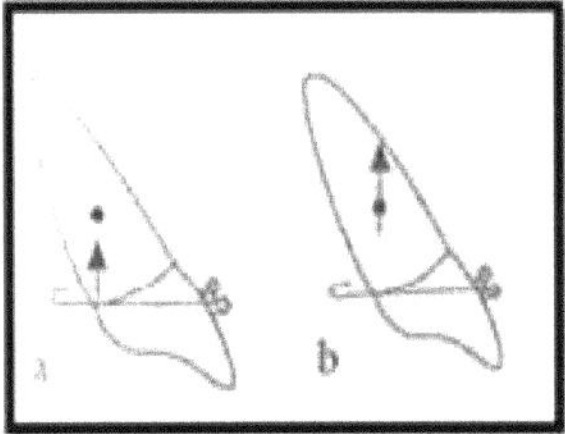 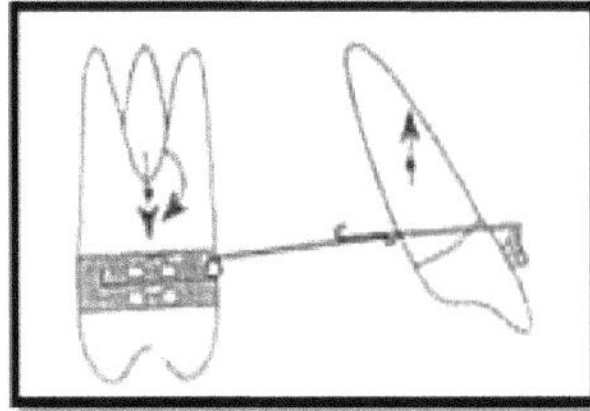

Fig. 40 : Ressort de rappel séparé inclus pour empêcher l'évasement supplémentaire de l'incisive.

Arcs d'intrusion[19] -

S. No.	Intrusion arches	Year	Given by	wire	site of application
1.	Utility arches	1950s	Robert m Ricketts	0.016x 0.016 Blue elgiloy wire	INCISORS
2.	Connecticut intrusion arch	1998	Ravindra Nanda	0.016X0.022NiTi,0.017X 0.025 NiTi alloy Ni free βIII CNA	INCISORS
3.	Burstone Intrusion Arch	1950s	Burstone	0.017x0.025 inch TMA wire	INCISORS
4.	Tip Back Springs (Intrusion Springs)		Burstone	0.017x0.025 inch TMA wire	MOLARS

Fig 41 : Diverses arches d'intrusion

Arcs utilitaires L'arc utilitaire est un fil constant qui s'étend transversalement sur les deux sections buccales et qui relie les principales molaires perpétuelles et les quatre incisives. Il a été créé selon la norme biomécanique décrite par Burstone (1966, 1977).Taille - Pour une machine à ouverture de 0,018, la taille appropriée du fil pour la courbe mandibulaire est soit 0,016x 0,022 soit 0,016x 0,016 et pour la courbe maxillaire 0,016x0,022. Les différents arcs d'intrusion utilisés sont décrits-

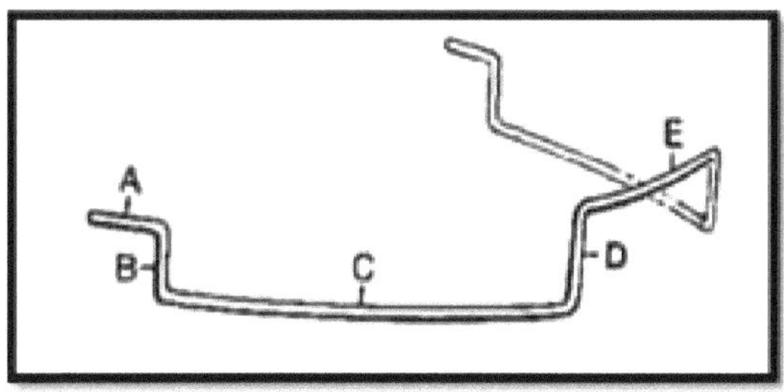

Fig 42 : Arcade utilitaire - A. fragment de molaire, B. fragment vertical postérieur, C. fragment vestibulaire, D. fragment vertical antérieur, E. fragment incisif

Arc d'intrusion du Connecticut

L'arc d'intrusion Connecticut introduit par Ravindra Nanda incorpore les caractéristiques de l'arc utilitaire ainsi que celles de l'arc d'intrusion classique. Matériau - fabriqué à partir d'alliages de nickel et de titane, car c'est le matériau de choix pour délivrer des forces continues lors d'une activation importante. Taille - les tailles accessibles sont 0,016x 0,022 et 0,017x 0,025. La courbe d'intrusion NiTi Connecticut est utilisée pour l'intrusion totale des dents antérieures, y compris la pointe des molaires pour la rectification de classe II, les cants occlusaux, l'évasement des incisives, etc.

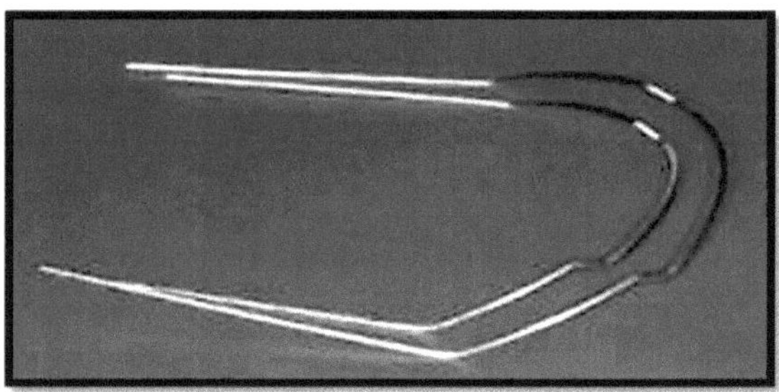

Fig 43 : Arc d'intrusion du Connecticut

Arche d'intrusion en pierre de taille

Dans ce cas, un fil TMA de 0,017x0,025 pouce est utilisé pour produire de faibles puissances, à plus long terme pour une intrusion convaincante.
Le fil produit à l'aide du composé a une mémoire élevée et des taux d'évitement de charge faibles qui produisent de petites augmentations de la désactivation après un certain temps et diminuent la quantité de dispositions de réactivation.

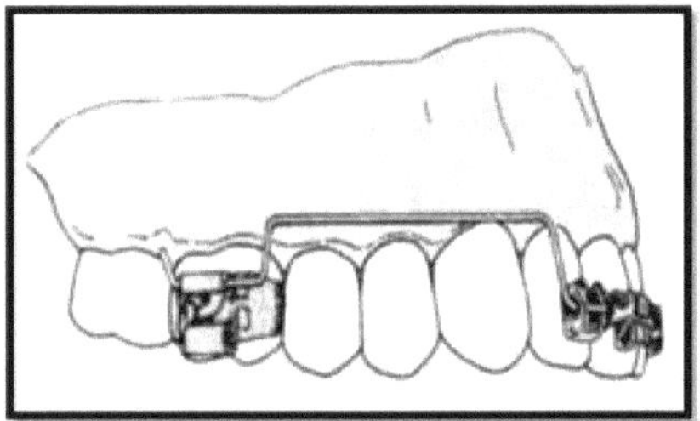

Fig 44 : Arche d'intrusion de Burstone

Ressorts à bascule

Matériau- Il est fabriqué à partir d'un fil TMA de 0,017 x 0,025. Conception- Les molaires d'ancrage doivent être renforcées par un T.P.A. dans l'arc supérieur et un arc de maintien lingual dans l'arc inférieur. Une hélice est formée en pliant le fil en gingival mésial au tube molaire. L'extrémité mésiale du ressort est pliée en crochet et est engagée en distal de l'incisive latérale, qui selon Burstone est le centre approximatif de résistance des quatre incisives. L'extrémité mésiale du ressort se trouve passivement à la hauteur du pli vestibulaire et le ressort est activé en tirant le crochet vers le bas et en l'engageant sur le fil de l'arc.

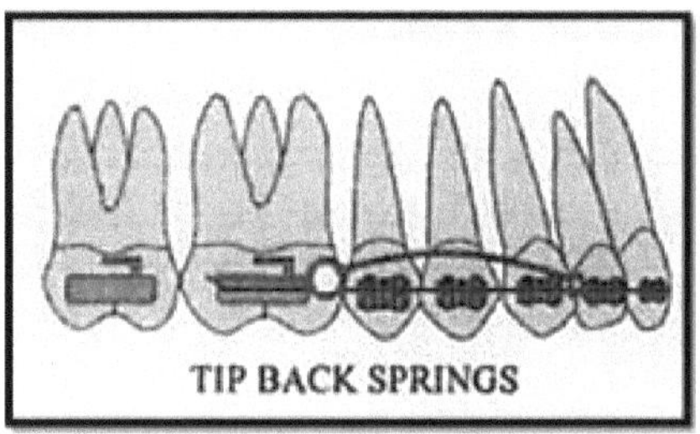

Fig 45 : Ressorts Tipback

(ii) Intrusion orthodontique au moyen de mini-implants -

Les mini-vis sont des dispositifs efficaces pour réaliser l'intrusion des incisives supérieures. Différentes mécaniques peuvent être appliquées en fonction des objectifs du traitement. L'intrusion des incisives supérieures et inférieures, réduisant la supraclusion, peut être facilement réalisée en plaçant des mini-vis dans la zone inter-radiculaire antérieure et en appliquant la mécanique appropriée[20] .

Une ou deux mini-vis peuvent être placées entre les incisives centrales, les incisives centrales et latérales ou les incisives latérales et les canines et, si les mini-vis sont placées correctement, un bon résultat avec une protrusion minimale des incisives peut être obtenu[21] .

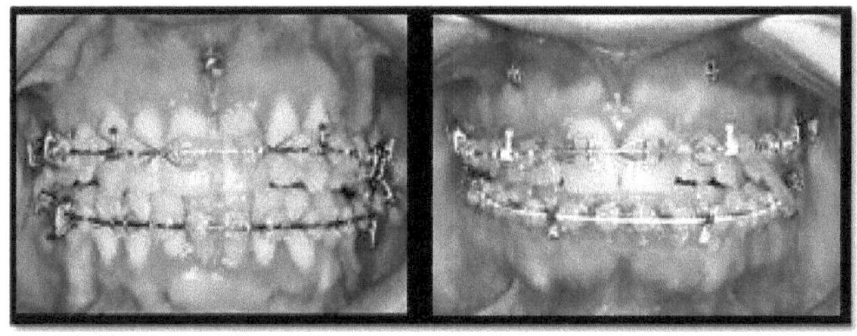

Fig 46 : Différents sites de placement des mini-vis

(iii) Intrusion orthodontique avec arc d'intrusion et mini implant

L'utilisation de mini-implants pour l'intrusion a révolutionné l'ancrage
orthodontique et la biomécanique en rendant l'ancrage parfaitement stable.
L'utilisation d'une mécanique d'intrusion conventionnelle avec des mini-implants
s'est avérée efficace au fil des ans pour l'intrusion des antécédents maxillaires21.

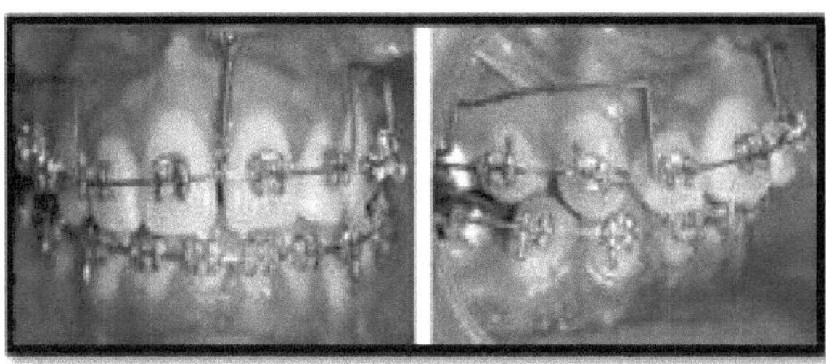

**Fig 47 : Mécanique d'intrusion conventionnelle avec implant central pour
l'intrusion d'incisives maxillaires**

**(iv) Intrusion orthodontique à l'aide de gouttières transparentes et de
TADS :**

Dans les cas adultes d'occlusion profonde nécessitant une intrusion verticale,
l'utilisation d'un appareil d'alignement seul est difficile. Les TADs placés dans la
gencive alvéolaire maxillaire combinés à un traitement par aligneur sont efficaces
pour contrôler l'intrusion verticale des dents antérieures maxillaires[22] .

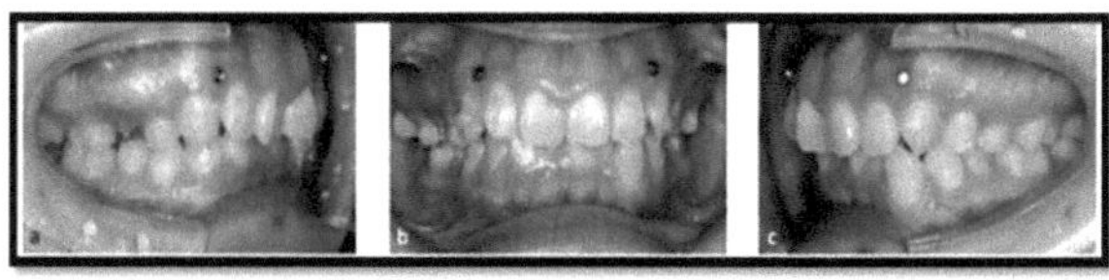

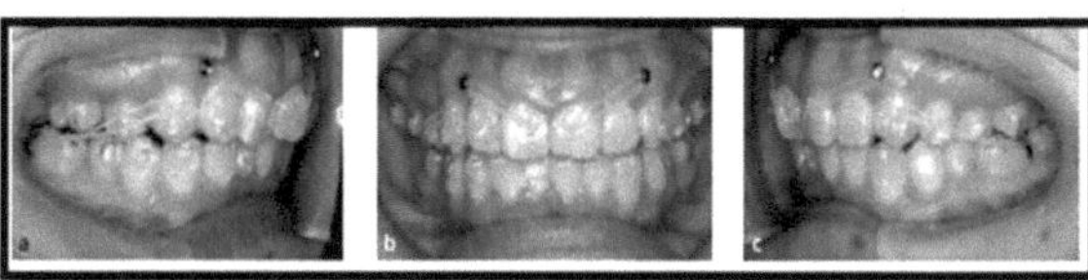

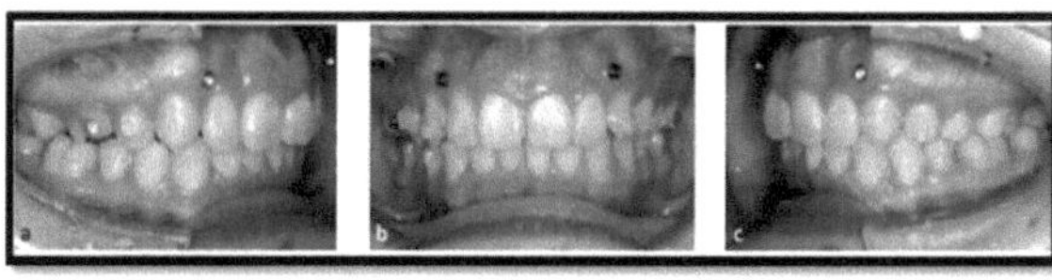

Fig 48a : Photos de l'évolution du traitement à 1 mois
Fig 48b : Photos de l'évolution du traitement à 8 mois
Fig 48c : Photos de l'évolution du traitement à 14 mois

B. APPROCHE CHIRURGICALE

Le traitement orthodontique-chirurgical de l'excès maxillaire par repositionnement maxillaire est acceptable, car il repose sur la stabilité du squelette et les modifications des tissus mous[23] . En outre, cette approche permet d'établir un équilibre entre les dents et les structures faciales, ce qui procure des avantages esthétiques et fonctionnels aux patients[24] .

Les ostéotomies de Le Fort I (L-1) sont des stratégies généralement nécessaires pour traiter l'excès vertical du maxillaire et constituent une avancée majeure de la chirurgie orthognathique pour traiter les déformations squelettiques graves[25] .surtout chez les patients au visage long.

Une partie de l'os de la mâchoire est retirée et la mâchoire est impactée dans une position prédéterminée. En outre, une ostéotomie mandibulaire est souvent indispensable pour établir une relation occlusale stable et harmoniser l'esthétique du visage[26] .

L'approche chirurgicale des patients à visage long comprend presque toujours une ostéotomie de Le Fort I pour repositionner le maxillaire supérieur. Des études suggèrent l'utilisation d'une ostéotomie du ramus mandibulaire pour avancer ou rétracter la mandibule.

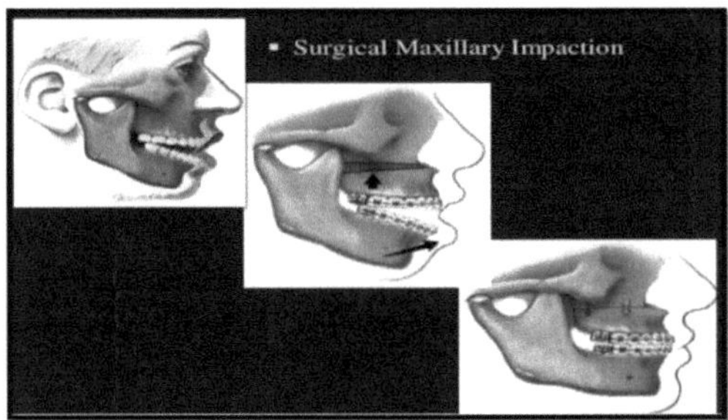

Fig 49 : Impaction maxillaire chirurgicale

Table 1	Classification of vertical maxillary excess*	
Degree	**Gingival and mucosal display (mm)**	**Treatment modalities**
I	2-4	Orthodontic intrusion Orthodontics and periodontics Periodontal and restorative therapy
II	4-8	Periodontal and restorative therapy Orthognathic surgery (Le Fort I osteotomy)
III	≥ 8	Orthognathic surgery with or without adjunctive periodontal and restorative therapy

Fig 50 : Modalités de traitement en fonction du degré d'excès vertical maxillaire[27] .

C.APPROCHE INTERDISCIPLINAIRE

(i). Procédures d'allongement de la couronne -

L'allongement clinique de la couronne est **"une procédure chirurgicale destinée à augmenter l'étendue de la structure dentaire supragingivale à des fins de restauration ou d'esthétique en positionnant apicalement la marge gingivale, en retirant l'os de soutien, ou les deux"** (AAP glossary of periodontal terms, 2001)[28] .

Différentes formes d'éruption passive altérée ont été classées, permettant aux cliniciens de diagnostiquer et de traiter ces cas en conséquence. Les défauts de type 1 et de type 2 sont basés sur l'emplacement de la jonction muco-gingivale (JGM) par rapport à la crête osseuse alvéolaire. Ils sont ensuite classés en défauts de sous-type A et B qui prennent en compte la position de la crête osseuse par rapport à la CJE[29] .

Les différentes modalités de traitement pour les différentes formes d'éruption passive altérée.

Classification	Description	Treatment
Type I – Subtype A	MGJ – MGJ apical to the alveolar crest resulting in a wide band KT ($\geq$ 3mm) Osseous Crest – $\geq$ 2mm from CEJ	Gingivectomy only
Type I – Subtype B	MGJ-MGJ apical to the alveolar crest resulting in a wide band of KT (>3mm) Osseous Crest – $\leq$ 2mm or at the CEJ	Gingivectomy or scalloped inverse-beveled flap to the CEJ, repositioned flap with osseous resection to place osseous crest 2mm from CEJ
Type II – Subtype A	MGJ – MGJ coronal to the osseous crest resulting in inadequate or minimal band of KT ($\leq$ 2mm) Osseous Crest – $\geq$ 2mm from CEJ	Apically positioned flap. No osseous recontouring necessary
Type II – Subtype B	MGJ – MGJ coronal to the osseous crest resulting in inadequate or minimal band of KT ($\leq$ 2mm) Osseous Crest – $\leq$ 2mm or at the CEJ	Apically positioned flap with osseous resection to place osseous crest 2mm from CEJ
MGJ – Mucogingival Junction, KT – Keratinized Tissue, CEJ – Cementoenamel Junction		

Using the Coslet et al. (1977) rules to determine the appropriate treatment for altered passive eruption.

Fig 51 : Traitement pour une éruption passive altérée

a. Gingivectomie[30] -

Indication - Lorsqu'il est déterminé que le niveau osseux est approprié, qu'il existe plus de 3 mm de tissu entre l'os et la crête gingivale et qu'une zone adéquate de gencive attachée sera rémanente après l'opération, la gingivectomie est indiquée.

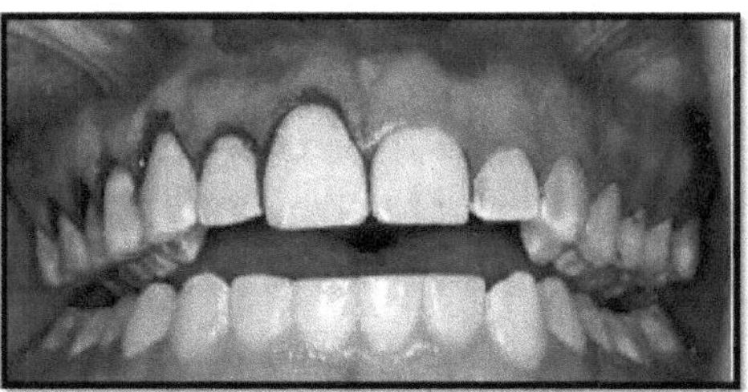

Fig 52 : Gingivectomie

- **Gingivectomie par laser à diode[31] :**

Le remodelage esthétique des gencives au moyen du laser à diode est une procédure prévisible et peu invasive qui peut donner des résultats immédiats et qui est facilement acceptable pour le patient. Les lasers dentaires comprennent ceux qui sont principalement ou exclusivement utilisés sur les tissus mous (tels que les unités Nd:YAG, diode et CO2 10,6 μm), les dispositifs souvent considérés comme des lasers pour tissus durs (Er:YAG et Er,Cr:YSGG), et les technologies sélectivement adaptées aux procédures sur les tissus durs ou mous (par exemple, les unités Er:YAG et CO2 9,3 µm). L'utilisation du laser à diode permet un contrôle total de la procédure, même pour le dentiste généraliste, car elle permet de répéter les contours, d'avoir une meilleure vision dans un champ sans sang pour obtenir d'excellents résultats en termes de hauteur, de contour et de symétrie de la gencive.

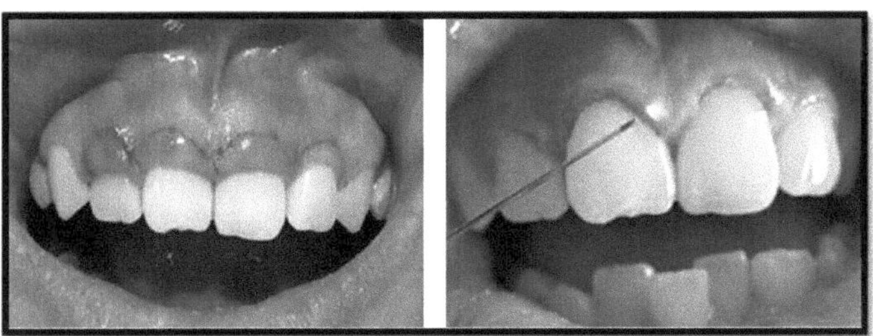

Fig 53 : Gingivectomie à l'aide du laser à diode

- **Gingivectomie par électrochirurgie[32] :**

L'électrochirurgie a été définie comme le passage intentionnel de formes d'onde ou de courants à haute fréquence dans les tissus du corps pour obtenir un effet chirurgical contrôlable.

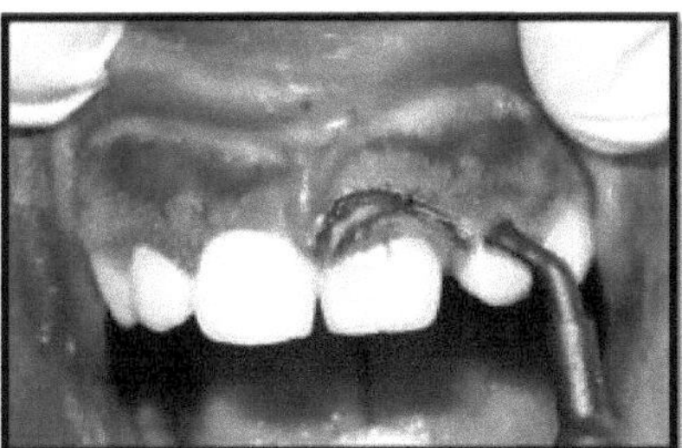

Fig 54 : Électrochirurgie

b. Rabat positionné apicalement3 :

Indication - lorsque les procédures de diagnostic révèlent des niveaux osseux proches de la CEJ, un lambeau gingival avec ostéotomie est indiqué.

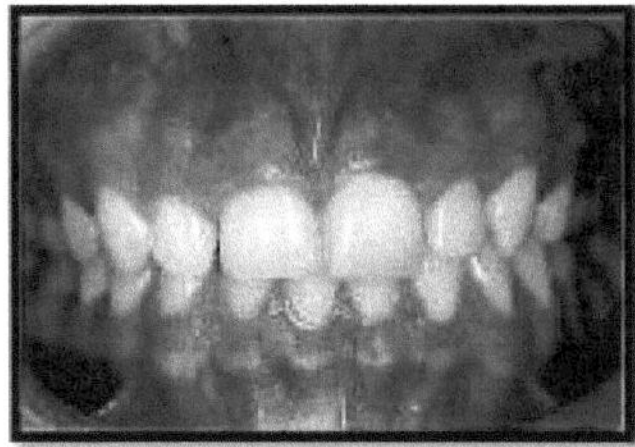
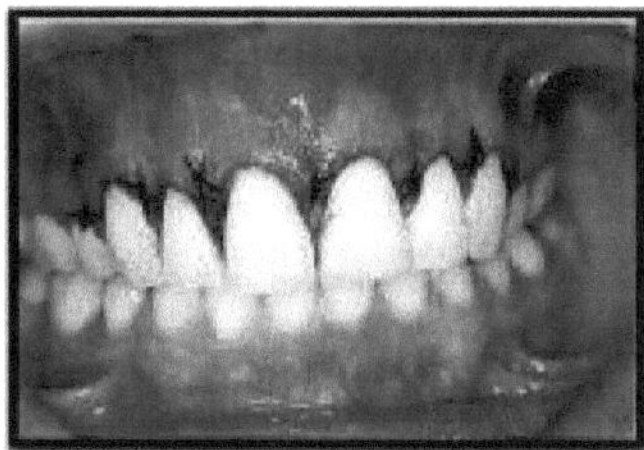

Fig 55 : Lambeau positionné apicalement

(ii). Chirurgie des lèvres -
a. Chéiloplastie en V-Y

La correction d'un philtrum court chez un adulte peut être réalisée par une **chéiloplastie en V-Y** effectuée comme une procédure isolée ou associée à une impaction de Le-fort I ou à une rhinoplastie. La procédure V-Y permet d'augmenter la longueur de la lèvre supérieure, mais lorsqu'elle est associée à une rhinoplastie, la quantité de tissu disponible pour l'allongement de la lèvre est considérablement augmentée.[9]

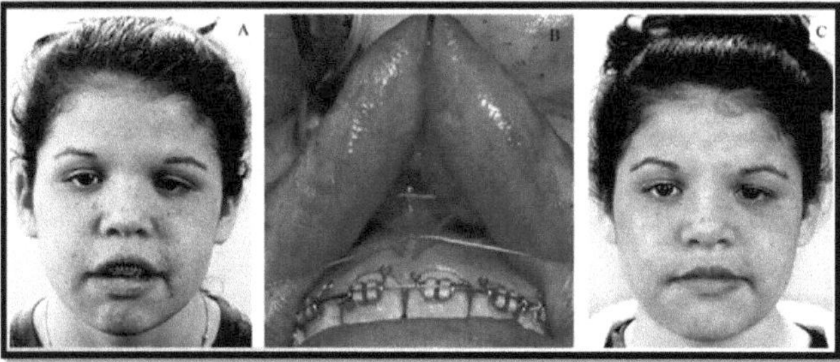

Fig 56 : Chéiloplastie en V-Y pour augmenter la longueur de la lèvre supérieure et la hauteur du philtrum.

b. Chirurgie de repositionnement de la lèvre La chirurgie de repositionnement de la lèvre peut être utilisée pour remédier à une exposition excessive de la gencive lorsque l'étiologie est une EMV légère ou une lèvre hypermobile. Le repositionnement des lèvres rétrécit le vestibule en limitant la traction musculaire, ce qui restreint le déploiement gingival lors du sourire.

c. Cette procédure peut également être utilisée en conjonction avec un allongement de la couronne ou une gingivectomie[33] . Les contre-indications au repositionnement des lèvres sont les zones d'attache minimales et les EMV sévères.

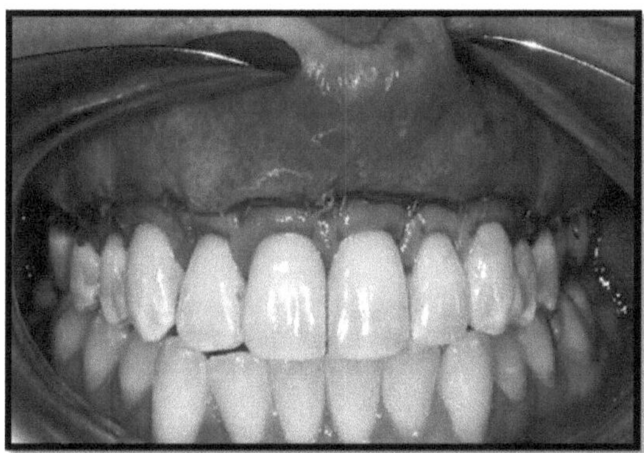

Fig 57 : Chirurgie de repositionnement des lèvres pour la correction d'un sourire gingival.

d. Toxine botulique A (Botox)

Pour les patients dont le sourire gingival est principalement dû à l'hyperactivité des muscles des lèvres, le traitement par Botox peut être considéré comme une approche thérapeutique alternative. La toxine botulique de type A contribue à inhiber la libération d'acétylcholine en bloquant la transmission neuromusculaire et en se liant à des sites accepteurs sur les terminaisons nerveuses motrices ou sympathiques. Lorsqu'elle est injectée par voie intramusculaire à des doses thérapeutiques, elle produit une dénervation chimique partielle du muscle, entraînant une réduction localisée de l'activité musculaire[34] .

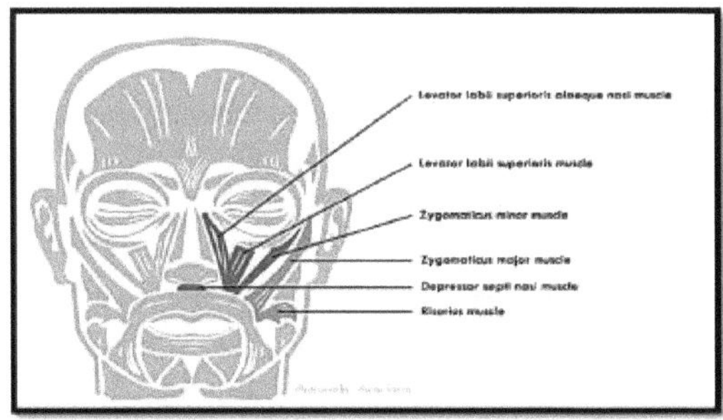

Fig 58 : Musculature du visage : repérage des sites d'injection.

Divers auteurs ont proposé différentes options de traitement pour les lèvres hyperactives, comme le montre le **tableau** ci-dessous[9] -

Name of the author	Suggested treatment plan for gummy smile due to hyper mobility of upper lip
Rubenstein and Kostianovsky	Elliptical portion of the gingiva and buccal mucosa excised and borders approximated and sutured
Litton and Fournier	Muscle detachment from bony structures above to bring lip down
Miskinyar	Myectomy and partial resection of levator labii superioris
Ellenbogen	Spacer either as nasal cartilage or prosthetic material between the stumps to prevent the muscles from being reunited
Rua and La Trenta	Subperiosteal dissection of upper lip elevators
Ezquerra	Gingival and alveolar bone remodeling surgery
Maria Polo	Botulinium toxin type A injection
Kamer's technique	Horizontal strip of labial mucosa is excised from superior upper lip and an inferiorly based mucosal flap is developed from opposing alveolar mucosa and sutured to the inferior border of excised area which lowers the height of gingivolabial sulcus.
Calhoun	Smile immobilization

Fig 59 : Plan de traitement pour un sourire gommeux dû à une hypermobilité des lèvres.

CONCLUSION

Lorsqu'il diagnostique et traite des patients présentant un sourire gingival, le clinicien doit comprendre et identifier avec précision l'étiologie. En outre, plusieurs étiologies peuvent être simultanément responsables de l'excès de gencive et chaque cause doit être identifiée avec précision[4] . La connaissance de l'étiologie, qu'elle soit unique ou multiple, permettra de déterminer la modalité de traitement la plus appropriée pour le patient.

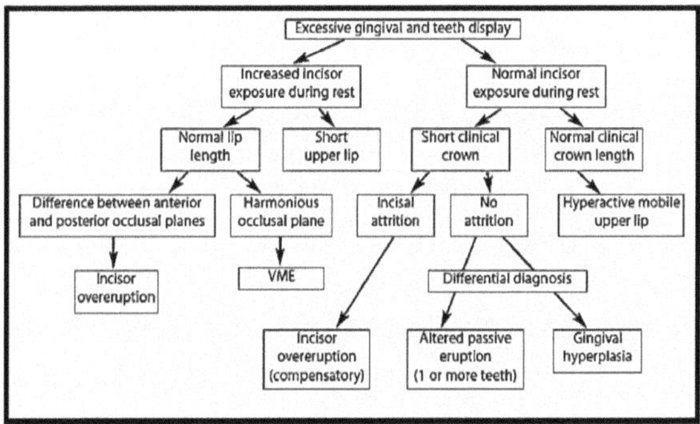

Fig 60 : Organigramme pour déterminer l'étiologie correcte d'une manifestation gingivale excessive[27]

Bien qu'un sourire gingival modéré (<4 mm) puisse être tout à fait acceptable et esthétique si la gencive est saine, les cas plus prononcés sont moins bien tolérés et nécessitent un traitement. Lorsque le sourire gingival est essentiellement dû à une forte croissance alvéolaire verticale au niveau des incisives, un traitement orthodontique isolé peut donner des résultats satisfaisants, notamment avec le développement d'ancrages osseux, étendant ainsi le potentiel de l'orthodontie classique. La chirurgie maxillo-faciale est en revanche indispensable lorsque l'étiologie est basale, liée à une croissance verticale excessive du maxillaire dans son ensemble[35] .

Des études de cas ont montré que, selon le type de traitement, les conséquences esthétiques, dento-alvéolaires et squelettiques diffèrent. Il est donc essentiel de fixer des objectifs de traitement en accord avec les attentes du patient dès le premier examen, afin de choisir la forme de traitement la plus appropriée.

RÉFÉRENCES

1. Oliveira MT, Molina GO, Furtado A, Ghizoni JS, Pereira JR. Le sourire gingival : A contemporary and multidisciplinary overview. Hypothèses dentaires. 2013;4(2):55.

2. Sharma A, Sharma S, Garg H, Singhal V, Mishra P. Lip repositioning : A boon in smile enhancement. Journal de la chirurgie cutanée et esthétique. 2017;10(4):219.

3. Dym H, Pierre 2nd R. Diagnostic et approches thérapeutiques du " sourire gingival ". Dent Clin North Am. 2020;64(2):341-49.

4. Pavone AF, Ghassemian M, Verardi S. Gummy smile and short tooth syndrome-Part 1 : etiopathogenesis, classification, and diagnostic guidelines. Compend Contin Educ Dent. 2016;37(2):102-7.

5. Sabri R. Les huit composantes d'un sourire équilibré. J Clin Orthod. 2005;39(3):155-67.

6. Mahardawi B, Chaisamut T, Wongsirichat N. Gummy Smile : Une revue de l'étiologie, des manifestations et du traitement. Siriraj Medical Journal. 2019 Mar 28;71(2):168-74.

7. Van der Geld P, Oosterveld P, Kuijpers - Jagtman AM. Age-related changes of the dental aesthetic zone at rest and during spontaneous smiling and speech. The European Journal of Orthodontics. 2008;30(4):366-73.

8. Singh B, Ahluwalia R, Verma D, Grewal SB, Goel R, Kumar PS. Perioral age- related changes in smile dynamics along the vertical plane : a videographic cross-sectional study. The Angle Orthodontist. 2013;83(3):468-75.

9. Kumar KS, Deepika M, Chandrasekaran TR, Janardhanam P. Diagnostic et planification du traitement de l'affichage gingival excessif - une revue. Journal of Indian Orthodontic Society. 2007;41(3):112-5.

10. Robbins JW. Diagnostic différentiel et traitement de l'excès gingival. Parodontie pratique et dentisterie esthétique : PPAD. 1999;11(2):265-72.

11. Cheema AA, Ijaz AB, MCPS M. Proportion de l'excès vertical maxillaire chez les patients dentaires visitant l'hôpital pour enfants, Lahore. Pak Oral Dent J. 2006;26(1):43-50.

12. Burstone CJ, James RB, Legan H, Murphy GA, Norton LA. Cephalometrics for orthognathic surgery. Journal of Oral Surgery (American Dental Association : 1965). 1978;36(4):269-77.

13. Seixas MR, Costa-Pinto RA, Araújo TM. Liste de contrôle des caractéristiques esthétiques à prendre en compte dans le diagnostic et le traitement d'un déploiement gingival excessif (sourire gingival). Dental Press Journal of Orthodontics. 2011;16:131-57.

14. Hayani A, Dabbas J, Zeitoun M. Evaluation des composantes squelettiques et dentoalvéolaires chez des femmes syriennes présentant un sourire gingival. APOS Tendances en orthodontie. 2014;4(2):30-.

15. Bhola M, Fairbairn PJ, Kolhatkar S, Chu SJ, Morris T, de Campos M. LipStaT : The Lip Stabilization Technique-Indications and Guidelines for Case Selection and Classification of Excessive Gingival Display. Journal international de parodontie et de dentisterie restauratrice. 2015;35(4).

16. Kalaisalvi a, Kannan M.S. Management of vertical maxillary excess in growing patients. JCR. 2020;7(14):3712-3718

17. Rakshit VR. Gestion de l'excès vertical du maxillaire par modulation de la croissance. Journal de l'orthodontie contemporaine. 2019;3(1):7-10.

18. Burstone CR. Correction de la supraclusion profonde par intrusion. American journal of orthodontics. 1977;72(1):1-22.

19. Bansal C, Tandon R , Singh K, Chandra P, Kumar R, Arches d'intrusion. IP Indian J Orthod Dentofacial Res 2019;5(2):53-59

20. Tavares CA, Allgayer S, Dinato JC. Mini-implants pour la gestion d'un sourire gingival. Journal de la fédération mondiale des orthodontistes. 2013;2(2):e99-106.

21. Kim TW, Kim H, Lee SJ. Correction d'une supraclusion profonde et d'un sourire gingival par l'utilisation d'un mini-implant avec un fil segmenté chez un patient en croissance de classe II division 2. American journal of orthodontics and dentofacial orthopedics. 2006;130(5):676-85.

22. Makino M. Traitement d'une occlusion profonde avec "sourire gingival" à l'aide de gouttières transparentes et de dispositifs d'ancrage temporaires : un rapport de cas. Journal of Aligner Orthodontics. 2021;5(1):39-46

23. Singh A, Kulshrestha R, Tandon R, Goel A, Gupta A. Une approche orthodontique-chirurgicale du traitement d'une malocclusion de classe II avec un modèle de croissance verticale-Un rapport de cas. J Dent Oro Surg. 2016;1(4):120.

24. Proffit WR, Phillips C, Prewitt JW, Turvey TA. Stabilité après correction chirurgicale-orthodontique d'une malocclusion squelettique de classe III. 2. Avancement maxillaire. The International journal of adult orthodontics and orthognathic surgery. 1991;6(2):71-80.
25. Laureano Filho JR, Cypriano RV, Moraes RP. Avancement maxillaire : description de la technique et rapport d'un cas clinique. Revista de Cirurgia e Traumatologia Buco-maxil-facial. 2003;3(2):25-31.

26. Berger JL, Pangrazio-Kulbersh V, Bacchus SN, Kaczynski R. Stability of bilateral sagittal split ramus osteotomy : rigid fixation versus transosseous wiring. American Journal of Orthodontics and Dentofacial Orthopedics. 2000;118(4):397-403.

27. Silberberg N, Goldstein M, Smidt A. Excessive gingival display-etiology, diagnosis, and treatment modalities. Quintessence Int. 2009;40(10):809-18.
28. Anoop S. Chirurgie d'allongement de la couronne : Un maquillage parodontal pour la restauration esthétique antérieure. Journal de la dentisterie interdisciplinaire. 2018;8(3):132.
29. Coslet JG, Vandarsall R, Weisgold A. Diagnostic et classification de l'éruption passive retardée de la jonction dentogingivale chez l'adulte. L'Alpha Omegan. 1977;70(3):24-8.
30. Dolt AH, Robbins JW. Altered passive eruption : an etiology of short clinical crowns. Quintessence International. 1997;28(6).
31. Narayanan M, Laju S, Erali SM, Erali SM, Fathima AZ, Gopinath PV. Correction du sourire gingival par laser à diode : deux rapports de cas. Journal of international oral health : JIOH. 2015;7(Suppl 2):89.
32. Bashetty K, Nadig G, Kapoor S. Electrosurgery in aesthetic and restorative dentistry : A literature review and case reports. Journal of conservative dentistry: JCD. 2009;12(4):139.

33. Mann DH. Le repositionnement des lèvres pour éliminer le sourire gingival. Inside Dent.2017;13:3.

34. Polo M. Toxine botulique de type A (Botox) pour la correction neuromusculaire de l'affichage gingival excessif lors du sourire (gummy smile). American journal of orthodontics and dentofacial orthopedics. 2008;133(2):195-203.
35. Izraelewicz-Djebali E, Chabre C. Sourire gingival : traitement orthodontique ou chirurgical ? Journal des anomalies dento-faciales et de l'orthodontie. 2015;18(1):102.

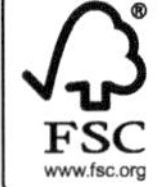

Printed by Books on Demand GmbH, Norderstedt / Germany